幸福中医文库

王幸福　主编

青囊奇术

经典方药举一反三

张　博　编著

U0189212

中国科学技术出版社

·北京·

图书在版编目（CIP）数据

青囊奇术：经典方药举一反三 / 张博编著 . — 北京：中国科学技术出版社，2024.6（2024.9 重印）

ISBN 978-7-5236-0615-5

Ⅰ . ①青… Ⅱ . ①张… Ⅲ . ①验方—汇编—中国—现代 Ⅳ . ① R289.5

中国国家版本馆 CIP 数据核字 (2024) 第 071796 号

策划编辑	于　雷　韩　翔
责任编辑	于　雷
文字编辑	卢兴苗
装帧设计	佳木水轩
责任印制	徐　飞

出　　版	中国科学技术出版社
发　　行	中国科学技术出版社有限公司发行部
地　　址	北京市海淀区中关村南大街 16 号
邮　　编	100081
发行电话	010-62173865
传　　真	010-62179148
网　　址	http://www.cspbooks.com.cn

开　　本	710mm×1000mm　1/16
字　　数	257 千字
印　　张	17.5
版　　次	2024 年 6 月第 1 版
印　　次	2024 年 9 月第 2 次印刷
印　　刷	北京博海升彩色印刷有限公司
书　　号	ISBN 978-7-5236-0615-5/R·3234
定　　价	52.00 元

幸福中医文库编委会名单

内容提要

本书为幸福中医文库系列丛书之一，收录了王幸福（古道瘦马）老师近年的众多医话随笔及医案纪实，涉及学医方法、临证感悟、辨证论治的思路，以及名家医案的经验和高效组方等内容。书中所述的临床辨证思路及治疗方法真实有效，是王幸福老师四十余年临床用药遣方心得体会的总结，即注重临床疗效，崇尚大道至简，反对空泛理论，从不迷信权威，善于学习别人的经验，博采众方为己所用。书中还收录了王老师众多门生对常见病的实践感悟，希望对中医工作者研习中医有所启发。

本书语言质朴通俗，论述深刻独到，心悟体会兼备，具有很强的临床实用性，适合广大中医医师及中医爱好者参考阅读。

前　言

　　2021 年，我在秦皇岛正式拜师王幸福，随后整理了近 100 万字的中医文章资料，内容主要是师父的文章和幸福中医弟子群的医案讨论。2022 年，我一边继续学习师父的学术思想、医疗经验，一边收集整理相关文章和师兄弟们的经验。这一年，还陪同师父到汕尾、广州、青岛、日照、北京、太原等地讲学。经中国科学技术出版社的精心编排，出版了《医镜探秘》《医案春秋》等多部中医著作，且出版后深受中医师、中医爱好者，甚至一些西医师的喜欢。大家都期待幸福中医文库系列有更多作品出版。

　　通过日积月累地整理资料，我对师父的诊疗思路有了更进一步的认识，加之陪师父游历各地，近距离接受师父的言传身教，令我对现代医学也有了更深的了解，学习方法也更加清晰。师父不仅传授我医学知识，还像一位慈父关心我生活的方方面面。难怪古人说，一日为师，终身为父。

　　师父在一些用方用药上常有过人之举，如感染新型冠状病毒，师父首选小柴胡汤，重用柴胡。师父指出，柴胡退热除了传统理解，还可以影响下丘脑的体温调定点。柴胡量小，不能透过血脑屏障，发挥不了作用。这个道理，师父在重用川芎治疗头痛时提过。

　　根据柴胡可以作用到下丘脑，师父进一步提出，柴胡作用于女性月经并不是肝主疏泄的作用，而是下丘脑 - 垂体 - 促性腺激素 - 性激素轴的作用。因此，大剂量柴胡可通经。柴胡不仅对女性生殖有调理作用，对男性生殖也一样有作用。

　　跟师时间长了，我也学会从中西医两个角度思考分析一些问题。与师父交流小建中汤时，我提出除了重用白芍，可以松解痉挛的腹肌，麦芽糖也是止痛的关键。但这并不是传统中医学所说的"甘能缓急"，因为用白糖、蜂蜜代替麦芽糖，止痛效果就差很多。麦芽糖起效的真正原因是含有大量 B 族维生素，B 族维生素有很好的神经稳定作用，可以镇静止痛。同样的道理，也可以理解为甘麦大枣汤的用方原理。

2022 年 12 月初，感染新型冠状病毒的患者增多，此前我们都用中医技术帮助过身边的人，甚至外国友人，也探讨过如何诊治。面对突然增多的患者，师父也在第一时间公布了自己的清热解毒一号方和清热解毒二号方。师父的这两个方子帮助了很多患者，仅我的患者群就有多人受益。

师父的大义，感动了很多人，收获了无数真诚的感谢，也让我们更深刻地理解做事先做人的道理。大疫有医，自古以来每次大的疫情都有名医出来拯救民众。没想到自己也可以在有生之年参与到这样的事情中，贡献自己的绵薄力量。

这一年，也有许多优秀的中医师和中医爱好者加入幸福中医，大家认真学习，互相交流临床经验。师父也经常鼓励大家总结经验，在公众号上发表文章。辽宁中医药大学附属第二医院付东升副主任就献出了自己的家传经验"重用竹茹治疗失眠"；南方医科大学第十附属医院吴依芬主任分享她在治疗肿瘤方面的经验；山西名医巩和平副主任也分享了自己多年来治疗各种皮肤病的经验；山东名医张虎对经方研究极深，常用小方治怪病，让人拍案叫绝。其他师兄弟也积极整理自己的临床经验，写成文章，大有师父简洁明了、讲真话的风格。

书中值得称道的文章太多，此处不一一列举，相信大家在看完本书之后，会有更深的体会。希望未来能有更多同道把自己的绝招和独到经验贡献出来，供青年中医学习。

幸福中医　张　博

于西安

目　录

如何学习中医

看病，我认为中医讲病机，现代医学讲病理。一个是宏观，一个是微观，将两者结合起来就能把问题弄明白了。

学中医得在两个方面下功夫：一是学习优秀中医人看病的思路方法，二是学习老师用方药的经验特点。《伤寒论》开篇讲桂枝汤，不厌其烦地用大量篇幅反复讲桂枝汤的主症、加减及禁忌证，其用意就在此。后学者必须要有举一反三的能力，悟不到这一点的人就不太适合学中医。即使掌握了两三个方子，也只能"混口饭吃"，但要想获得优异的成绩，在社会上取得一定的地位，就比较困难了。

我经常用二仙汤来举例，用意就在此。就像张仲景分析桂枝汤，我分析二仙汤一样，你们能不能潜心研究一个方子，如小柴胡汤、真武汤、温胆汤、血府逐瘀汤、补中益气汤等。如此掌握了十几个方子，我想名震一方是不成问题的。

记多少个处方才够用

我的学生，有博士研究生、硕士研究生，也有普通医生，我对他们说："我对你们没有其他要求，我年轻的时候能记五六百个方子，现在60多岁了还能记住300多个，你们现在这个年龄，我希望你们能记住300个左右。"

通常，一个方子能针对两三个症状，甚至四五个，掌握300个方子，那么人身上的疾病差不多都能包括进去。所以方子掌握的越好，看病越自由，越有办法。东方不亮西方亮，黑了南方有北方，这个方子不好可以换另一个方子，哪个方子好使就用哪个，我们可以自由选，选最有效的方子。但如果你只记住两三个方子，就知道桂枝汤、麻黄汤，那就没法看病。还有人说可以自己组方，千万不要自己组方，我早年也是按辨证施治理法方药，自行组方，效果欠佳。

一个人充其量活100岁，抛去前20岁，再减去后20岁，只剩60年时间看病，一个方子就算只看一个病，我们也只能在临床上验证60年，而《伤寒论》的方子距今已有1800年历史，并且在临床中反复实践，结果都有效，既然这样我们为什么不直接继承这个方子，为什么不继承经典方呢？

经典方不仅是《伤寒论》《金匮要略》中的方子，凡是历史上传下来的，有效的方子，都是经典方、验方。龙胆泻肝汤是经典方，补中益气汤是经典方，独活寄生汤是经典方，犀角地黄汤也是经典方。存在即合理，它能传下来且经临床验证就是有效的，那我们就应该把功夫下在其他方面。

第一，熟记大量处方，一定要记经典方。

第二，一定要熟悉百十种药，这个要求不高，因为教材上要求记300多味药。

我记了那么多方子，什么症状都逃不出这些方子的范围。有的症状，一个方子解决不了，那就两个方子合用，两个方子不行，就三个方子合在一起，把患者所有的症状都囊括进去，一网捞尽，再加上专药靶向直捣，就能解决问题。

方药是关键，理论了解即可。我经常对学生说："中医基础理论翻一遍知道基本概念、原理就行了，如阴阳、金木水火土、脏腑经络。重点在方子上，佛医、道医也好，中医、'神医'也罢，最后还是要落实在方子上。有没有效就要看这张方子，就要看药用的好不好。

我不管你的出身来路，最后临床治疗都要落实到处方上。处方是由药组成的，如果你们对药、方子十分精熟，那基本没有你治不了的病。现在的疾病种类能超过 1 万种吗？就算超过 1 万种，中医的方子汗牛充栋，有几万个方子在等着我们。我们完全可以从中医古籍中寻找良方，靠这些方子就能把疾病网罗进来，然后去实践，找最有效的方子去解决疾病。

我给大家的建议就是，不管你们是院校毕业，还是初学中医，又或者有一定的临床经验，现在的重点就在方和药上。"

临床处方靠经典

临床处方一般分两类：一是以古圣前贤的经典方为主；二是以自己随意组方或美其名曰按法组方为主。两者孰优孰劣，难以统一。以我多年的实践体会来看，应当推广经典方。理由为，经典方（包括经方和时方）是前圣古贤经过上千年或上百年临床检验有效的方子，毫不夸张地说其经过了上亿人的临床检验，而不是用小白鼠试验出来的。

经典方之所以能流传下来，是因为经过历代中医人在临床中重复验证确实有效的，而那些无效的就会被淘汰，不存在人为因素，可以说可靠性高，含金量高。反观我们自己组的方，临床运用时间短，顶多也就十几年，且病例少，甚至仅为个案，不具有标准性、重复性、普遍性，所以疗效不会很满意。

纵观当代名医在临证处方上无不是以经典方（经方、时方）为主，均为经典方运用的高手。经常可以听到或看到某医被称为"小柴胡先生""桂枝汤先生""补中益气汤先生""六味地黄汤先生"等，这充分说明了经典方的魅力。

经典方有效，易学，好掌握，那为何非要费力费心自己组方呢？

可以说现有的经典方足以应付临床的病症，关键看是否真正掌握、理解。掌握了，证简单者一方可以处理，复杂者可以合方处理。我们只需学习发掘就行，无须放弃现成的瑰宝，再去费力艰难寻找。

说实在的，自己组方有很大的局限性，诸如病例少，时间短等，往往难达到满意的效果，反倒不如学习运用经典方来得方便有效。我早年亦喜欢按法组方，结果疗效很差，后期接受了汤方辨证的思想，改用经典方的思路临证处方，治病快，且疗效显著。前后比较，我体会到学医还是以经典方为是，易学、易懂、易效，故写此文以发感之。

看舌苔定治病方向

中医辨证讲究阴阳、表里、虚实、寒热，其中以虚实、寒热为关键。阴阳、表里比较虚，不好把握，什么是阴？什么是阳？可以举一大堆症状和现象，归之为一，推之为干，握者，难也。

再观舌诊，舌质红即可断为热或偏热，用寒凉药就无大错；舌质淡白即可断为寒或偏寒，用温热药就无大碍；苔腻偏湿，苔干偏燥亦是明见。大旨为此，亦可细究诸如。

1. 舌淡当温

病可否温阳，何时可以用温热药？临证最可凭的就是患者的舌质。

如舌质不红，或淡胖多齿痕者，则可大胆选用温阳祛寒之品，如附子、干姜、肉桂等。在治疗过程中还应随时查验舌质变化，若舌质由淡转红，齿痕减少，则应将温热药减量或停用，以免过用伤阴而变生他证。

2. 苔黄当消

一般认为，苔黄为热，当清，此为常法。

据我临证所见，舌苔黄或黄厚，主要为胃中积滞，应以消法为主，或在主方中加神曲、麦芽、莱菔子，或配伍保和丸，效果明显。不可过用苦寒清热之品，因"脾胃喜温而恶寒"，在杂病处方中常规配伍麦芽，以"快脾开胃"，鼓舞胃气，助消化也可治苔黄。

3. 苔腻当化

中焦湿滞即见腻苔。"湿"是中医学特有的概念，现代医学没有检查"湿"的方法，更没有治湿的办法。中医芳香化湿有特效，常用白蔻仁、砂仁、藿香、佩兰等，若苔腻而厚，可加用苍术、麻黄、草果仁。一般来说，腻苔退了三分之二即可，不可过用，以免化燥伤阴之弊。

4.苔少当养

杂病所见的舌苔少，多有一个较长的过程，一般先见到舌苔剥落，逐渐发展到苔少，最后出现无苔，或如猪肝状的舌象，甚至舌体裂口疼痛，或兼有口干少津，食不知味，双目干涩，大便干结等。此种苔少舌象，多属阴亏血虚，津液脱失，治宜养阴、养血、养液，药以甘寒为主，如石斛、麦冬、生地黄、山药、玉竹、天花粉之属，若守方坚持，定会收效。

腹胀舌苔白厚腻特效方

主方：陈皮 15g，厚朴 15g，苍术 12g，甘草 10g，草果 6g，炒莱菔子 30g，生姜 6g，藿香 10g。

用法：水煎服，每日 3 次。

加减：脾虚加太子参，便干加大黄，呕哕加半夏，寒多加干姜，热多加黄连。

主治：口甜，口臭，胃胀，纳呆，乏力，便溏，关键是舌质淡，苔白腻，脉不定，关部滑、濡、沉均常见。

古道瘦马按：此方为平胃散加减组成，我在临床上运用多年，几近百用百效。其辨证应抓住两点，一是苔腻；二是腹胀。其余随症加减，3 剂药即见效。

医案

陈某，男，46 岁，慢性胃炎多年。

症状：口臭，纳呆，腹胀，屁臭，便溏，乏力，偶有哕呕，舌胖大色淡，苔白厚腻，脉弦滑大，迫切要求解决腹胀。

辨证：脾胃湿热。

处方：陈皮 15g，厚朴 15g，苍术 12g，半夏 15g，草果 6g，炒莱菔子 30g，黄连 30g，藿香 10g，甘草 6g，干姜 10g。3 剂，水煎服，每日 3 次。

复诊：厚腻苔基本退净，腹胀略减，口中清爽，效不更方，再续 5 剂，诸症消失，后以香砂养胃丸善后，又服 1 个月，未见复发。

各抒己见

巩和平：我的书里曾收录过一个精神病案例，是山东张虎老师的。患者喜怒无常，怕见人，不知羞耻，当初张虎老师准备了几个方子，桂枝龙牡汤、礞石滚痰丸、癫狂梦醒汤等，见了患者后发现，其大夏天怕吹电风扇，而刚开始怕热，这不就是小柴胡汤证？用了小柴胡汤，果然治好了。

内蒙古自治区一个朋友治愈了一例白癜风患者，他认为色素缺失是少了，少了就是虚证，肺主皮毛，属白色，那么就是肺虚。要想补肺（金）？就得补脾（土），因为虚则补其母，用了四君子合附子理中丸，患者也痊愈了。思路相同，仅供参考。

许斌：我说一下我是怎么考虑的，个人观点，仅供互相学习。

六经病欲解的时间规律如下。

"太阳病（三阳）欲解时，从巳至未上"，9时—15时。

"阳明病（二阳）欲解时，从申至戌上"，15时—21时。

"少阳病（一阳）欲解时，从寅至辰上"，3时—9时。

"太阴病（三阴）欲解时，从亥至丑上"，21时—3时。

"少阴病（二阴）欲解时，从子至寅上"，23时—5时。

"厥阴病（一阴）欲解时，从丑至卯上"，1时—7时。

凡是凌晨两三点的疾病大多考虑厥阴病，手足凉最起码是少阴，脉沉细厥阴脉，厥阴病两手脉弦而无力，微细欲厥，厥阴病主方乌梅丸（三阳传变三阴递进，太阴干姜，少阴附子，厥阴乌梅、川椒），至于细节可稍作加减，主方定为乌梅丸，我是这么考虑的。

吴依芬：我用半斤生姜煮粥治好了剧烈腹泻，患者泄泻1天出现脱水症状，消化科靶向药物治疗半个月后求助于我。

王洪凤：我曾经治疗一位农民患者腹泻十几年，不敢出去打工，就怕找不到茅厕拉裤子。我用人参归脾丸、金匮肾气丸治愈。健脾益气，和胃止泻，采用补肾法治疗腹泻，因为肾主司二便。

赵静：最近我发现对一些息肉（肠、胆、肝等）、囊肿、脂肪肝患者，可以尝试四逆散合五苓散加鸡内金（打粉），有一定的软坚散结、清除囊肿息肉的作用。上次胡师姐也提到了四逆散加五苓散的用法（改善腹腔微循环），当时我很受启发。

关于泡脚，确实有很多方子是可以适用的，一般感冒都可以直接泡脚治疗。我现在给儿童看病时，全部是泡脚，本来孩子们也不爱喝汤药。令人惊喜的是阳和汤合五苓散泡脚治小儿腺样体肥大也管用，之前张嘴睡觉堵了 80%，泡过 5 剂药，共 10 次脚之后，就可以闭嘴睡觉均匀呼吸了。所以我觉得继续泡脚根治腺样体肥大也不是不可能。

（王幸福）

认识方药

辨证施治，理法方药，一般我们就讲理法方药四个字。理法是抽象的东西，也是理论性的东西，跟师学中医的，或院校毕业的都学的差不多，是一个共性的东西。不管我们用什么样的理论，最后看病的时候都要落实到方和药上面。

我们就从最基础的讲起，先讲药，我认为在理法方药中，药是最重要的一环。只要把药弄明白了，我们就能看病。在基层，尤其在农村，过去的一些老中医看病都很简单。有文化的，可能读过一些《黄帝内经》《难经》《伤寒论》《金匮要略》等。文化程度不高的，基本上用的都是一些单方、验方。这些方子实际上很简单，有时候就是一两味药，或三五味药，但是其核心问题是药，只要把药弄明白了，简单的病就都能看。

学习中医，一定要把"药"彻彻底底地弄明白，每一味药都要理解透彻，掌握八九十味药，那你基本上就是一个合格的中医人，或者叫作能看病的中医人。外感病中，如气管炎，肺炎这种呼吸系统感染性疾病，在发热，汗出，咳嗽痰多的情况下，如果我们不懂其他的方子，可能就会用千金苇茎汤或麻杏石甘汤等来加减；如果也不太熟悉这些方子，那对这种热性的痰饮，我们就可以用一味药去治疗，即生薏苡仁。

薏苡仁性凉，有化痰的作用，同时也是生活中的食品，只要把它的特性掌握住，那我们就可以在临床上广泛的运用，并且效果很好。生薏苡仁能清热化痰，而气管炎或肺炎，早期都有咳嗽痰多的情况。现代医学主要使用一些抗生素，中医就可以用单味生薏苡仁清热消炎化痰。

对于这味药的认识，讲一个我自身的体会。大约 10 年前，我母亲和我同时得了急性气管炎。我母亲当时已经 70 岁了，患有肺源性心脏病合并慢性支气管炎，我本身肺功能先天遗传的不是很好。一个夏天我们母子俩同时得病了，当时的症状是高热、咳嗽、痰多。咳嗽的次数多了，胸腔震的也痛。我母亲年龄比较大，我就让她去住院了。我自己，就打算以身试法，简单地验证一下我学习的中药知识。当时我好像是从《长江医话》这本书上看到了钟老的经验，书中钟老就讲到薏苡仁治疗咳嗽和痰饮的效果特别好。书中举他自己的例子，外感引起的上呼吸道感染，咳嗽痰多，用生薏米熬汤喝。喝了几天，咳嗽就减轻了，痰也少了，但同时小便感到有点涩，他判断应该是伤阴了。于是他加了一味大枣来解决这个问题，以防止服用时间过长而伤阴。生薏苡仁除了有清热化痰作用，还可利尿。

我当年学医，特别注重对单味药的运用。20 世纪 60 年代，我当赤脚医生时就经常用红藤、鱼腥草、虎杖。那时候我们讲究一根针一把草，这次我看到老先生的这个经验，就想找机会试一试。于是就用一味生薏苡仁来试试看到底是中医快还是西医快，看谁有疗效。钟老先生大概用了 50g，我觉得量有点小，食品用大量也没有什么，于是用了 500g，放在高压锅里焖煮 20 分钟，大概有 2000ml 的汤汁。

我平时不易生病，生病后如果发热，肯定是高热，体温 41℃，又伴有咳嗽，不停地大口吐痰。每次服用薏米汁 150～200ml，半小时 1 次，从早上九点一直喝到下午四点。喝完后不停地上厕所，到下午四点多的时候，体温降至 37℃，咳嗽频率低了，痰也减少了。第二天又喝了一上午，基本上就不咳嗽，不热，也没有痰了。

通过自身的检验，我认识到生薏苡仁对于这种急性感染，或者中医称作热痰（黏稠，量大）的作用确实很强。实际上我就用了一天半，就把这个病解决了，而我母亲在医院用了最好的抗生素，整整待了半个月才出院。由此可见，这两种医疗作用的不同。

从此以后，我对这味中药就有了亲身的体会和深刻印象。我在治疗一些上呼吸道感染的疾病，或者是咳嗽，痰多，发热等症状，都喜欢用生薏苡仁。千金苇茎汤方是孙思邈《千金要方》中治疗肺痈的著名方，我在用这个方子时除了芦根、桃仁，重点突出薏苡仁，用量在 150～200g，很快上呼吸道感染现象就能得到解决。

我们对一味药不能仅从书本上去理解，一定要在实践中去认识和总结，你只有深刻认识它了，才能在临床中得心应手地使用。在处方中突出这一味药，那治疗效果就出来了。

中医不传之秘在于量，有时候还是要加大用量。但是也不能无限加大，我们必须要有一定的把握，前提一是无毒，二是药食两用，这类药物我们就可以放胆去用。钟老先生用了 50g 薏苡仁，咳嗽痰多的患者连续用药几天才见效。我一次用 500g，一天半就痊愈了。我们完全可以用 150～200g，甚至 300g，这样效果就出来了。

我总是讲，我们不要害怕药物，如山药功可补脾胃，六味地黄汤里就有。山药用 500g 会怎么样，用 1000g 又怎么样，吃多了无非就是腹胀。用 10g、20g 作用不大，又有什么用呢？所以我们要对药物掌握的特别到位，所谓的到位就是要有一定量的改变，只有达到一定的量才能达到一定质的变化。我讲我在临床中运用薏苡仁的故事，就是想提醒大家，在治疗工作中要特别重视对药物的研究，只有把药物研究透了，我们才能在临床上提高疗效。

本书我重点讲几味药，意在给你们贯穿一种思想：我们不能只从书本上研究药物的用量，一定要在实践中去运用，然后掌握。我在临床上见到过很多老医生，有很多年纪比我大的，应该说经验都很丰富了，但疗效不好，我看了他们的方子，也没什么大问题，唯一的问题就是药量不够，但是他们又不敢突破。

大概 10 年前，我还在医院坐诊时，碰到一个年纪比我大一些的中医师，他毕业于北京中医药大学。来了一个患者，女性，失眠，典型的酸枣仁汤证。他当时开的是逍遥散，加酸枣仁汤合用。服用了半个月，始终没有明显效果，于是跟我交流请教，让我看看这个方子有没有问题。我说："这个方子最大的问题就出在用量上。"他说："那应该怎么改呢？"我说："酸枣仁用 10g 不够，应该用 100g。"他当时认为我开玩笑，我说："你放心用，如果没有效果，或者出了事儿我来负责。"他就战战兢兢开了 100g 酸枣仁。患者服用后当天晚上就睡着觉了。后来他又跟我谈及这件事，他说："你怎么想到 100g 呢？"我说："张仲景《金匮要略》中的酸枣仁都是按升算的，古人一升大概 200g，起码有 100g，所以你用 10g 没有效果。"

我还看过老中医刘惠民的医案，患者得了外感，服用抗生素、退热药后均无效，当时家里人就着急了，请来了刘惠民。刘惠民把了把脉，又看了看舌头，然后开了小青龙汤，2剂药就解决了。刘惠民外号"枣仁儿先生"，他一生很善于运用酸枣仁，在书中还专门论述了酸枣仁的运用，包括生酸枣仁是否有醒神的作用，熟酸枣仁是否有安眠的作用，他都一一试验，得出的结论是没区别。另外还发现酸枣仁用量在30g以下时效果不明显，于是他就从30g、40g、50g、90g、100g、150g……往上递进的用，认为90g以上效果是最好的。所以他在治疗心血不足，伴有失眠的患者时，就大胆地用酸枣仁，频次高，药量也大。最后得到了一个外号，叫"枣仁儿先生"。

我早年看到这个医案后也拿来用，我相信这样的老中医。但我还要自己再检验，临床上发现酸枣仁用到50g以后就有效果，如果用到70g、80g，那效果就更理想了。有些药物我们一定要通过实践去掌握其有效药量，然后在临床上才能把握住它，才能知道用多大量起多大效。如果只是用8g或10g，蜻蜓点水是解决不了问题的，既浪费了药材，也浪费了时间，更耽误了患者。

对于药物的研究，每个中医人都要有深刻的认识才行。大家都知道麻黄这味药，其能解表发汗，平喘利尿。这还不够，我们还要进一步去了解多大的量才有发汗作用，多大的量有利尿作用，多大的量能平喘，只有这样才能在临床上掌握它的效用。如果要发汗平喘，那我们至少要用到10g以上，甚至30g；如果意在利尿，那用量要小，我一般用3g或6g以下。

我曾经用葛根汤给一个患者治疗颈椎病，葛根汤就是葛根加麻黄、桂枝。患者男性，50多岁，颈椎僵硬疼痛。葛根我直接用的90g，麻黄用了15g。1周后患者复诊，进门先给我戴了个高帽，说："王主任你水平太高了，脖子已经不痛了。"但紧接着又说："你治了我的上面，但是我下面又出问题了。"我很是疑惑，他说："你看我的颈椎，现在没问题了，但下面尿不出尿了，想尿就是尿不出来。"我反复看这个方子，思考到底是哪儿出了问题，突然想起来是麻黄的问题。

我曾看过一位西医大夫写道，小孩儿遗尿可以用麻黄素，说明麻黄量大有止尿作用。于是我就把葛根汤中的麻黄调到6g，服用后患者反馈小便正常了。这个案例验证了，麻黄量大可以发汗，可以平喘，可以散结，但同时也有不良反应，就是缩尿。在利尿的时候，我们就不能用这么大的量。

有一次我感冒后用了新康泰克（盐酸伪麻黄碱），新康泰克的主要成分是麻黄碱和伪麻黄碱，成人每12小时服用1粒，24小时内不超过2粒。我早上吃了1粒，到中午又服用1粒，吃完以后，下午果然就出现了尿不出来的情况，当时的感觉就是大脑想小便，但就是尿不出来。我就得出了个结论：麻黄大剂量使用的不良反应就是缩尿，小剂量的麻黄才有利尿作用。

掌握了麻黄的作用特点，我们才能在临床上得心应手的使用。需要发汗解表时，用量宜大；需要利尿时，用量宜小。不能一概而论都用10g或15g，掌握不了这一点，临床上就不会有好效果。

我再举一个例子，大家可能对半夏这味药比较害怕，因其有毒，但实际上半夏毒性很小，并且临床用起来效果很好。大家都知道它有降逆止呕，镇静安眠的作用，还可止痛，能散结，能燥湿、解毒等。半夏有这么多的功效，那我们在临床上都用10g或8g行不行呢？当然不行，这显然没有把这味药的精髓抓住。

我可以告诉大家，半夏在10～30g时有降逆止呕的作用，温胆汤、二陈汤中的半夏都有化痰作用。半夏和生姜合用，即小半夏汤，有止呕，化痰，降逆的作用。用量30～60g时，主要表现为镇静作用，也就是能催眠。《黄帝内经》记载的半夏秫米汤，其中的半夏是按升计量，用量肯定超过了60g。但我的临床实际经验，半夏在30～60g时有镇静的作用，可以治疗失眠。60～90g，甚至100g、150g的时候，有镇痛的作用。你们看古代很多方子，治跌打损伤时都有半夏和南星这两味药。难道是取其行气化痰的作用吗？实际上这两味药起到镇痛的作用。

通过这三个不同的量，我们才能把半夏的作用掌握住。我临床经常用半夏治疗痰湿型的失眠，一般最少用90g。在二陈汤、温胆汤中，我为了治疗失眠，一般是用清半夏 45g，法半夏 45g，合起来就是 90g。通常可以达到一剂知，二剂已，当天晚上就可以睡觉。

八九年前，我写过一篇半夏治失眠的文章，河南武警学院有个眼科大夫，当年有七八十了，他在海南三亚疗养，同时也给别人看病，来了一个东北的糖尿病患者，照着我的文章，用了清半夏 150g，当天就解决了失眠。连续用药 1 个月，就彻底解决失眠了。这个患者回东北的途中，还专门到西安来感谢我。半夏针对痰湿型或胃不和的失眠，效果比较好。但阴虚型失眠，不要用。

关于半夏的毒性问题，我们看书上写会导致喉咙肿大，患者服用半夏后，喉咙肿大，气儿上不来，导致窒息死。至于其中原理，现代药理已经研究了它的毒性，主要是刺激性毒性。生半夏很可能刺激人的喉咙，造成黏膜水肿，导致窒息死。但这也是可以避免的，我们很少用生半夏打粉，都是煮半夏。《伤寒论》和《金匮要略》中，使用半夏都有一个"洗"字。实际上就是把半夏的黏液洗掉，而黏液对皮肤有刺激性。

举个例子，大家可能好理解一些。我们吃过山药，吃过南方芋头的人可能知道，刮皮的时候手容易痒，而且用什么洗都不管用，解决的办法就一个，把双手放到火上烤一烤，马上就不痒了。山药和芋头煮熟后吃，没有任何不良反应，不会刺激皮肤，也不会刺激嘴。热就可以解决它的毒性。所以不管是清半夏、姜半夏，还是法半夏，道理都一样，只要煮够时间，只喝汤就没问题。我最大量一次用过 500g，也没有事儿。我们要正确认识半夏的毒性，只要认识到它怕热，煎服的时候煮到位就不会出问题。

我讲了 4 味药，只强调一个作用，我们在医疗活动中，理法方药应该把重点放在药上，一味药一味药地去掌握。一个方子掌握一个证，只能从最基础也最根本的点上去讲药。一定要抓住这个，然后研究深，研究透。《伤寒论》中一共是 88 味药，112 个处方。我们把每味药都用到极致，桂枝汤中的桂枝，既温阳解表，又降逆止呕，还能止咳活血。它在不同的点上，用量是不同的。桂枝在用三两的时候，可以解表，具有解表发汗的作用；用到五两的时候，可治奔豚气。所以药量不同，作用是不同的，我们必须每味药都这样去掌握。不能大部分药都是三六九克，这样用肯定是没有什么效果的。

关于处方的学习，希望大家都能从结构方面去分析掌握。如小柴胡汤，大家都知道它是治疗少阳证的主方，但是如果按方证对应的角度来讲，它的主症就那么几条：往来寒热，胸胁苦满，默默不欲饮食，心烦喜呕，口苦，咽干，目眩。我们掌握这个方子，并不是把所有的方证都背下来就完事儿了。我的方法是把它解析开，分开来掌握。柴胡、黄芩、半夏、生姜、人参、甘草、大枣，这七味药实际上可以分为三组。柴胡和黄芩是一组，用来解决热的问题；半夏、生姜解决消化道呕吐的问题；人参、甘草、大枣解决胃气虚的问题，也就是我们说的扶正。分以上三部分来掌握就行了。如果患者有发热或往来寒热，要用小柴胡汤的时候，就重点把柴胡和黄芩的量加大，并且柴胡的量一定要突破30g，可以用到60g或者90g。过去有一个"柴胡退热针"，就是从这个思路提炼出来的，所以用柴胡汤来解决小孩儿或成人发热，必须要把柴胡汤中的柴胡、黄芩用量加大。

我曾经治疗过一个8岁的小孩儿，发高热，咳嗽有痰，大便秘结。我一看属于柴胡证，是大柴胡汤证，患儿急需解决高热问题。我把柴胡用到60g，黄芩用到30g，1剂药后体温恢复正常，3剂药后痊愈。这是基于我对柴胡汤的结构比较了解，如果大家在用柴胡汤的时候，患者发热不是很突出，但是想呕吐，这个时候就要加大半夏和生姜的用量。如果患者持续发热，还没有完全好，伴有外感，体虚无力，那这个时候就要把人参、甘草、大枣这一组药物的用量加大。

在掌握这个方的时候，千万不要平铺直叙，柴胡用9g，黄芩9g，半夏6g，生姜9g（大概3片），大枣3个，党参或人参10～15g，那是不行的。一定要根据患者的具体情况，把方子的结构吃透，然后再运用到临床，效果就会很显著。

再举一个方子，我最常用的治疗妇科疾病的二仙汤。二仙汤实际上是最好掌握的。二仙汤可调节肾阴肾阳不足，由淫羊藿、仙茅、巴戟天、当归、黄柏、知母组成。但是我们这样记不太好记，可以从哪几味药是温阳的，哪几味药是滋阴的方向，把它分为两组。一组淫羊藿、仙茅、巴戟天、当归，偏温偏补；另一组黄柏、知母偏凉。这就是从结构上把它分为两部分。

临床上我常用它治疗更年期综合征，该疾病从症状来说很好鉴别，年龄多为 50 岁左右，表现为烘热、出汗、心烦、失眠、月经不规律或绝经等。只要出现这几个症状，或出现其中一两个症状，就可以断定为更年期综合征。我们在临床上把这个方子分为两组去掌握，运用的时候就很方便了。患者脾气比较大，舌质较红，大便比较干，又有高血压、高血糖。我们在用这个方子的时候，淫羊藿、仙茅、巴戟天用量宜小，6～9g 即可，不可超过 10g，相反黄柏、知母可以用到 30～40g。如果患者偏寒，除了上述的症状以外，还有四肢发凉，小便清长，疲乏无力，大便稀溏，应该加大温热药物的用量，淫羊藿、巴戟天用 30～50g，仙茅用 15～30g。如果患者大便比较干，或便秘者可以加大当归量。当归不仅补血，还有润肠通便的作用。大便秘结的时候，当归可用 30～60g。如果大便偏稀，就不能多用当归，只用 8～10g。

我还治过一个更年期的患者，既烘热出汗，又月经不规律，量忽多忽少，心烦失眠。我就问了一下大便情况，患者说大便比较干，火大，血压偏高。于是我加大当归的用量，直接用到 50g，这样既调整患者雌激素不足（当归含有雌激素、黄体酮），符合病机，又结合病性，能养血，润肠通便。

从结构上来掌握一个方子，在使用上是很方便的。如果仅从功能上去掌握，不仅不具体，太抽象，而且还容易忘，容易乱。但是从结构上讲，按这个原则去组织就很方便简单。这就是我提倡大家掌握每个方子的时候，要按结构去掌握，这主要是便于我们临床运用。关于这方面的例子也比较多，在临床上使用起来也比较方便。

热毒痤疮用温补药

老师治疗一位因热毒壅盛导致痤疮的患者，用当归补血汤合五味消毒饮加减治疗，取得了很好的疗效。

医案发布之后，有不少同行及中医爱好者对于方中用当归、黄芪等温药治疗热毒痤疮想不明白，认为本来就已经是热毒了，怎么还能用温药来治疗呢？而且还治好了，这其中是什么道理呢？想让我解答一下。

在我跟随王幸福老师临床期间，看到老师用当归补血汤治疗外科疮疡的案例非常多，并且都能达到预期的疗效。关于为何使用，如何使用当归补血汤治疗疮疡，老师在其著作《临证传奇：留香阁医话集》中，有一篇名为"托法在外科疮疡中的运用"的文章中做了详细论述，大家可以仔细研读，答案自明。

"托法在外科疮疡中的运用"原文如下。

内治外治同一机制，凡精通内科的医生也应该能通过内服中药治疗一些外科疾病。运用益气托毒法治疗疮疡证应是内科医生掌握的一种基本手段和技术。

外科常见的痈证和部分疽证，如乳腺炎、疖疮、阑尾炎、栓塞性脉管炎等，都可以用益气托毒法治疗。临床上经常见不少医生只用清热解毒，消肿散结的治法，一味大量地使用苦寒伤胃之药，如黄芩、大黄、连翘、紫花地丁等，一股脑地堆砌叠用，结果疗效并不理想。

根据我多年的临床经验，使用益气托毒的方法可以收到很好的疗效，运用得好的话基本上可以达到十治十愈。那么临床上怎样运用好这一治法呢？其原则就是益气温补加清热解毒。

第一，益气的药可取当归补血汤和十全大补汤为主加减；第二，清热解毒的药可取五味消毒饮和仙方活命饮为主加减。在运用的过程中，要注意两个问题：病在初期，属热属实时，以清热解毒为主，益气温阳为辅；病在后期，以益气温阳为主，清热解毒为辅。次序、重点不可颠倒，否则就会祸不旋踵。

医案

武某，女，生完一女，满月后一日喂奶不及，右侧乳房外上侧红肿憋胀，疼痛难忍，同时伴高热，体温 38.5℃。患者不愿打针、用西药，害怕对哺乳有影响，故求中医治疗。

我接诊后，根据患者为青年，体热壮实，诊断为急性乳腺炎，中医称为乳痈，辨为阳明证。

处方：当归补血汤合五味消毒饮加减。生黄芪 15g，当归 10g，蒲公英 50g，野菊花 30g，金银花 150g，连翘 30g，紫花地丁 30g，皂角刺 15g，穿山甲（代）6g。3 剂。水煎服。1 剂后热退，3 剂后痊愈。

此案黄芪、当归均用小剂量，活血散结；蒲公英、金银花均用大剂量，清热解毒为主。所以效如桴鼓。

癌症发热重用地骨皮

医案 1：肺癌高热

铁某，男，55 岁。肺癌晚期，住院期间各种抗生素注射不停，高热不退十余日。受患者家属邀请赴院出诊。

症状：人消瘦，面略黑，因不知详细病情，故精神尚可，脉浮滑数，舌淡红，苔薄白，汗后热略退，旋即高热再起，体温常在 38℃以上，饮食二便均正常，X 线片提示胸腔积液，微咳无痰，屡抽屡出。

辨证：气阴两虚，阳明火胜，兼有悬饮。

诊断：消耗性高热（西医）。

处方：白虎加人参汤合五苓散加减。生石膏 150g，知母 30g，生薏苡仁 30g，生甘草 30g，茯苓 150g，猪苓 100g，泽泻 60g，白术 60g，肉桂 10g，地骨皮 90g，西洋参 30g，青蒿 30g。3 剂，水煎服，每日 3 次。

1 日后，高热退，体温恢复至 36.8℃。维持用药，体温恢复正常。尔后治疗肺癌。

按：各种癌症后期一般都容易出现消瘦，高热，疼痛，现代医学处理高热除激素治疗外无很好办法，而中医在治疗此类疾病上大有作为，据证用药能很快解决。

此案就是一个例子。因消耗性高热，气阴两虚，故用白虎加人参汤；因有悬饮所以用五苓散；因是癌症长期高热，阴虚火旺，故用地骨皮、青蒿滋阴清热。方证合拍，故收 1 剂知，2 剂已之效。

医案 2：肠癌高热

乔某，女，65 岁。患肠癌已 3 年，未经手术处理。2020 年初直肠近肛门处肿大，解便困难，伴疼痛难忍，在某医院进行化疗。出院时人消瘦，纳差，肛门有下坠感，行动无力。经中药治疗半年左右，各方面均有好转。8 月初感冒，发热不退，在医院输液 1 周未解，家属和医院都很着急和无奈。再次请我用中医治疗，我认为是癌症发热，属于消耗性发热。

症状：人消瘦，纳差，乏力，脉浮大无力，舌淡苔薄白。

辨证：气阴两虚。

处方：小柴胡汤合青蒿鳖甲汤。柴胡 60g，黄芩 30g，青蒿 30g，地骨皮 50g，柴葛根 30g，清半夏 10g，南沙参 30g，炙鳖甲 15g，生甘草 10g，生姜 6 片，大枣（切）3 个。2 剂，水煎服，每日 3 次。

1 剂热退，2 剂痊愈。以后再无发热。

按：此案我用了小柴胡汤合青蒿鳖甲汤加减，加了退虚热专药地骨皮。因方证对应，故收效立竿见影。对于癌症发热的治疗，因多年临床中处理的比较多，已经有了一些经验。其中主要的一点是要用地骨皮，用上了很快就会退热，用其他的药可能收效比较慢。这一点用俗话讲就是一物降一物。

（王幸福）

急性胃痛巧治记

2022年3月6日，本人（男，66岁）从青岛归来，兴奋之余，下午和朋友一块吃了西安名吃葫芦头泡馍，顺便点了凉盘助酒兴，谁知倒霉，遇到奸商，肉质变味，吃完后一夜胃脘疼痛，无呕泻。本想忍一忍，谁知疼痛不已，遂在少腹处贴了一张冷敷贴，第二天小腹疼痛减缓，疼痛集中在心下胃部，轻按揉能稍缓解，过后继续痛，不是大痛，强忍尚可。

因家中无备药，仅找到甲氧氯普胺和山莨菪碱，急忙中用了甲氧氯普胺1片，山莨菪碱2片，10分钟后缓解，不久疼痛又起。一阵阵疼痛，空腹忌食1天，心烦，焦躁。想用中药治疗，急购烂积丸不成，无奈购到保和颗粒1盒，单次3倍常用量，缓解。4小时后再服1次，半夜缓解80%，至清晨5点痊愈。

此病我认为用烂积丸（牵牛子八两，槟榔三两，大黄三两，三棱三两，莪术三两，五灵脂三两，枳实三两，厚朴三两，麦芽三两，山楂三两，神曲三两，干姜三两，广木香五钱。制备，上为小丸。每服二钱）最为合适，但此药难买，无奈之举用保和颗粒亦可。附原配方（焦山楂、炒六神曲、制半夏、茯苓、陈皮、连翘、炒菜藤子、炒麦芽。辅料为蔗糖、糊精）。所以家中无合适之药可以找同类相近药物替代。

（王幸福）

中医治疗失眠的几种思考

失眠一证临床很常见，小小一证虽要不了人命，但有时却把人折磨得痛不欲生。人急了往往会找几片地西泮一吃了事，也能解决一时问题，然而对长期失眠者来说，治疗起来确非易事，中西医亦然。我在临床几十年，经过不断探索实践，总算找到了一些有效的方药和治疗思路，现简单谈一谈。

一种是用安神镇静的药物，诸如半夏、生地黄、酸枣仁、黄精、五味子、首乌藤、合欢皮、珍珠母；另一种是针对病因治疗，釜底抽薪，不用安神镇静的药物。

安神镇静药一般重用，如半夏80～90g，生地黄200～500g，酸枣仁60～100g，黄精30～50g，五味子15～30g，首乌藤60～100g，珍珠母30～60g等，非此量不足以起速效。选好对证方子，然后把上述安神镇静之药加进去就行了。如舌苔厚腻，脾胃不和，用半夏秫米汤合温胆汤，兼热合竹茹温胆汤；心肾不交，舌红心烦，黄连阿胶汤加五味子；血虚神惊，酸枣仁汤加首乌藤；气虚乏困，四君子汤加黄精；肝郁不寐，逍遥散加珍珠母等。

一句话先识对证，选好方，加重有专长的安神镇静药，有的放矢，箭发即效。不要一味地使用酸枣仁、首乌藤、合欢皮，乱发一气。不分证，不讲究药的特长，用再大的量也是无效的。

现举几例用半夏、生地黄、酸枣仁的案例以示之。用重剂半夏治失眠是我的拿手好戏，这并不是我凭空想象来的，最初用半夏治失眠是读《吴鞠通医案》里的医案受到启发的。要说用半夏，吴鞠通是这方面的高手，古人还真见得不多。吴氏治失眠动则一两至二两，收效颇著。看的我心中直发痒，总想跃跃欲试，后在今人大量用半夏无不良反应的启示下，也就开始一点点试用。主要是运用于失眠的治疗中，先从15g用起，效果不显著，又加之30g，始见初效。经过多年的使用，摸索出有效量为

45g 以上。对于严重的失眠我一般用 90～120g，几无不效者。多年来我用半夏治失眠相当频繁，治此症无有不用，成了我用药的一大特色。

医案 1

郭某，女，63 岁。2010 年 1 月 12 日初诊。

晚上不能入睡已 1 周，完全要靠地西泮才能入睡。不想长期服用西药，要求中医治疗。

症状：失眠，心烦不安。有高血压、冠心病病史。饮食、二便均正常。舌红苔白腻，脉弦滑。

辨证：痰火郁积，化火扰神。

处方：黄连温胆汤加减。黄连 10g，竹茹 15g，枳实 15g，陈皮 15g，清半夏、法半夏各 60g，茯神 30g，生甘草 10g，生薏苡仁 45g，玄参 15g，首乌藤 50g，生龙骨、生牡蛎各 30g。3 剂，水煎服。每日 2 次，晚饭前服 1/3 量，睡前 1 小时服 2/3 量，睡前用热水洗脚，不得喝咖啡、饮茶及看情节曲折激烈之电视节目。对其再三叮嘱，此点很重要，各位读者切莫轻视。

1 月 15 日复诊：遵嘱服药后，当晚即不需服用地西泮而入睡 6 小时。患者甚喜，说睡醒精神很好，不像服地西泮入睡后醒来时头昏脑涨。要求继续服药。舌尖红，苔白腻，脉浮滑，有点胸闷、心悸、咽干。效不更方，继续清热化痰，安神祛心火，兼护阴。

处方：陈皮 15g，清半夏、法半夏各 60g，茯神 30g，生甘草 10g，竹茹 15g，枳实 15g，玄参 15g，黄连 10g，生薏苡仁 45g，石斛 30g，首乌藤 50g，合欢皮 30g，连翘 15g（黄精 30g，山楂 15g，五味子 15g。为治失眠一验方，况又有伤阴之情况出现）。3 剂，水煎服，每日 2 次，要求同前。

1 月 18 日三诊：服上药睡眠已安稳，仍胸闷心悸，舌红，苔已不厚腻，脉弦滑，但搏指已不甚有力，饮食、二便正常。

处方：上方加瓜蒌 45g，薤白 20g。3 剂，水煎服。服完药后失眠、胸闷、心悸消失，痊愈。

按： 此案主要是治失眠。我在临床上治失眠，均在辨证的基础上加入大剂量的半夏取效。从案中处方就可以看出，屡用屡效，且大多数都能当晚入睡。用半夏治失眠并非我的首创，但超量使用是我的体会。《吴鞠通医案》卷四载："秀氏，23岁。产后不寐，脉弦，呛咳。与《灵枢》半夏汤，先用半夏一两不应，次服二两得熟寐，又减至一两仍不寐，又加至二两又得寐，于是竟用二两。服七八贴后，以《外台秘要》茯苓饮收功。"但是半夏毕竟属于辛温燥热之品，易伤阴，在用的过程中若出现伤阴的情况，不必减量易药，可以加入具有滋阴安神的药，如百合、黄精、五味子之类。对于大剂量使用半夏治失眠，我曾撰文多次推荐，但是应用者甚少，致使一良药被埋没。但是也有胆大者，一用即效。

河南省郑州某医院的一名老中医，70多岁了，2012年冬在海南三亚度假休养期间，兼事医疗工作。曾接诊一糖尿病顽固失眠者，整日整晚睡不着觉，屡用各种中药不效，在读了我的文章后，凭其多年的临床经验认为可用，果断地用大剂量半夏，每剂清半夏120g，当晚患者熟睡6小时，患者医生都惊叹不已，拍手称庆。而后连用1个月余，治好此顽症。该案老中医事后专门打电话告之我，谢我公开秘方。该案患者也多次打电话写信捎礼品给我表示感谢。老中医称是秘方，其实哪里是秘方，就是普通半夏，重用而已。

生地黄也是一味很好的治疗失眠的良药，大量使用无明显的不良反应。举例示之。

医案 2

患者，男，86岁，西安某军队干休所离休老干部。失眠近30年，常年靠地西泮入睡，还睡不好，第二天仍乏困没精神，加之还有其他病，很是烦恼，要求中医治疗。

处方：熟地黄500g（因患者常年有慢性肠炎，故不用生地黄），肉桂10g。

取熟地黄500g，加适量的凉水煎煮，煎药时不用泡，直接煮就行。

先把熟地黄放到砂锅里，加水，以水漫过药物两横指（一般是一横指，因为这里只有一味药，故而可以多加点水）为度，放在火上煎煮，火力不要太大，中等就成；等水烧开 10 分钟后，加入肉桂 10g，再煎煮 10 分钟，关火，沥药；再加适量凉水，煎煮至水开后 10 分钟，把药液沥出，与第一次煎煮的药液混合。晚上临睡前半小时顿服，也就是每次把 2 次煎煮的药液喝完。患者因第一晚上不保险，又加服了西药，虽说睡着了，但看不出中药的效果。故第二天要求患者不得服西药，以证药效，结果不出意外，熟睡一晚，患者高兴万分，说中医太神奇了，要求继续用药。服完 3 剂药后，针对病因改方继续治疗，最终收效。

医案 3

胥某，女，67 岁，前段时间体检查出脑部有一个小胶质瘤，认为得了不治之症，自此忧心忡忡，后发展为整天烦躁易怒，睡不着觉，后在某老中医处吃药半个多月，基本上是酸枣仁一类药，仍解决不了睡眠问题，白天黑夜无法入睡，人几乎到了精神崩溃的地步，经人介绍求诊于余，要求迅速治疗失眠问题。

症状：患者憔悴不堪，两眼圈乌青，焦急烦躁，舌红苔黄腻，脉弦滑有力，手脚心发烫，小便黄，大便黏溏。辨为肝郁胆热，热扰心神。本想用黄连温胆汤，恐缓不济急，于是起用大剂生地黄。

处方：生地黄 500g，肉桂 10g，蝉蜕 25g，黄连 10g。3 剂，水煎服，按上法要求晚上顿服。结果当天晚上熟睡 7 小时，3 剂服完，连睡 3 天。

患者高兴万分，逢人便赞遇到了神医。我笑曰，不是神医，是神方。后为巩固疗效，改为丹栀逍遥散合温胆汤，7 剂，彻底治愈失眠。

医案 4

张某，女，60 岁，失眠已十几年了，一直依靠地西泮入睡，但是近 3 天地西泮也失灵了，即使加大剂量也无济于事，已经连续 3 天没有入睡了。烦躁不宁，精神疲惫。要求用中医药试一试。

症状：面显憔悴，两目血丝密布，饮食一般，大便略干，余无他症，双手寸关脉浮滑，舌淡红，苔薄白。心肝火旺，神不得安宁。迫切要求解决失眠问题。

处方：生地黄 500g，肉桂 10g，百合 30g，知母 10g，蝉蜕 10g。3 剂，水煎 2 遍，取 250ml 左右，临睡前 1 小时服下。3 天后转方。

复诊：诉第一天晚上喝完药，肠鸣一阵，睡了 2 小时。第二天晚上睡了 6 小时，第三天晚上睡了 6 小时，现按要求来转方。平脉，寸关已不浮滑，火已平定。

处方：黄精 50g，辽五味子 15g，合欢花 15g，山楂 15g。续服 1 周，睡觉时好时差。多年痼疾亦从缓计之。以麦味地黄丸合复方枣仁胶囊长期服用，1 个月后睡眠渐渐趋于正常。

按：此案例药量仅适用于心火过旺，大便偏秘者，脾弱中虚者不宜用，如果想用可以把生地黄改为熟地黄。生地黄大量运用治疗失眠的作用不用质疑，但在运用的过程中还是要注意脾胃的强弱。脾虚和寒湿者可以改生地黄为熟地黄，或加干姜和珍珠母，以防止腹泻和胃中不适。

下面介绍另一个思路：针对病因治疗，釜底抽薪，不用安神镇静的药物。

医案 5

我在星月医院工作时，曾接诊一宁夏来西安打工的中年男子，三十七八岁，长途跋涉，几天未合眼，心烦急躁，疲倦至极，双目血丝满布。求诊，希望尽快用药让他睡几天。我观别无他症，仅疲乏过度，神无法安静。

处方：四君汤加减。北沙参 50g，茯神 50g，白术 12g，黄精 50g，五味子 10g，甘草 6g，大枣 6 枚。3 剂，水煎服。下午 5 点起服第一次，量为药的 1/3，晚上 9 点服第二次，量为药的 2/3，后热水洗脚，上床睡觉。

3 天后复诊：按先生要求服药当晚就睡着了，一觉睡到第二天上午 9 点，起来后已不疲乏，精神也为之安静。我随即告之不用再服药了，注意劳逸结合。

此类失眠我临床一般都是针对不同证情选好方子，加重有效安神之药即能收覆杯之效。此案重点在于针对病因，釜底抽薪，用了黄精，稍佐五味子。治疗失眠不用安神镇静的方药，针对病因，达到阴阳平衡。这也是一种很好的方法，如营卫不和的桂枝汤证之失眠，阳明热盛的承气汤之失眠，心血不足的归脾汤之失眠，更年期综合征之失眠等，只要证清，就可针对病因，直接用是证之方，不用安神镇静之药而达到神安熟睡。这方面的验案有很多，我临床也常用。在此再举几例示之。

医案 6

战某，男，38 岁。1982 年 3 月 4 日初诊。

症状：连续失眠十余日，彻夜不寐，服大量安眠药无用，痛苦不堪。面红目赤，大便不通多日，舌苔黄厚，脉大。

处方：大承气汤。大黄 9g，芒硝 6g，枳实 6g，厚朴 9g。

仅服 1 剂，腑通，当夜酣然入眠。

按：姜老说："此属胃家实，腑浊上攻于心，心神受扰而不宁，故不眠。如用安神镇静之品，是治标而遗其本，服大量安眠药无效即是明证。法当祛胃腑之实，实祛浊除，心神得宁，自然安寐。"（《姜春华中医学术思想研究及临床经验选粹》）

医案 7

韩某，女，35 岁。1974 年 3 月 15 日初诊。

症状：失眠已 3 个月以上，烦躁难入眠，每天最多睡 2 小时，心悸不安，白昼头昏，昏然思睡，舌尖红，脉细弦。

处方：黄连阿胶汤合交泰丸加减。黄连 3g，肉桂 1.5g，阿胶（烊化）9g，白芍 9g，生地黄 9g。7 剂。

药后睡眠显著改善，续方 7 剂治愈。

按：本案失眠乃心火上炎，肾阴亏损，心肾不交所致。以黄连泻心火为主药，配阿胶、白芍、生地黄之类滋养肾阴，以肉桂温肾阳，引火归源，是为"交通心肾"治法。（《姜春华中医学术思想研究及临床经验选粹》）

医案 8

余曾治一失眠症，通宵不寐，常自汗出，历服天王补心丹、养血安神片、酸枣仁汤罔效。余用桂枝汤治之，汗止而寤寐如常。学生奇而问之："如之奈何？师不用一安眠药而能获如此神效。"答曰："营卫不和，卫不入于营，故不寐。今服桂枝汤则营卫和，故汗之而能寐也。"

一教师苦患失眠症，曾服地西泮、艾司唑仑，又服中成药朱砂安神丸、养血安神片皆无效果。一日前来我科就诊，告知月余来，夜夜不得安睡，有时困倦至极，目不能睁，亦难入睡，心中懊恼，辗转反侧，直至天将拂晓，方能略睡片刻，故终日浑浑噩噩，苦不堪言。余诊其脉滑；望其舌，舌苔厚；问其饮食，食不减，且时有反酸嗳腐。乃投保和丸加大黄、栀子治之。翌日，患者来告："昨夜服药后，腹中微痛，便泄一次，便沉沉入梦乡。今晨觉醒，当时已过 8 点，只觉神清气爽，好不惬意！"学生于侧相问："老师所用之药皆消积导滞，治失眠何以此奇？"答曰："经言胃不和则卧不安即此。今患者新病体健食佳，但脉滑苔厚，反酸嗳腐，乃胃中有积食矣。保和丸加大黄能消积导滞，栀子清胃中积热而除烦。故积去热除，而能寐也。"（李建安《临证拾录》）

医案 9

患者，女，51 岁。

症状：心烦易怒，失眠多梦，烘热潮汗，高血压，舌瘦微红，苔薄，脉弦细，尺沉弱。饮食二便基本正常。最近几天睡眠困难，每天 2～3 小时，且噩梦不断。要求解决睡觉问题。

辨证：肝肾阴虚，虚阳上亢。

诊断：更年期综合征（西医）。

处方：二仙汤合甘麦大枣汤、百合生地汤。淫羊藿 12g，仙茅 10g，巴戟天 10g，黄柏 30g，知母 30g，当归 10g，女贞子 10g，墨旱莲 12g，生地黄 15g，百合 30g，浮小麦 30g，生甘草 6g，大枣 6 枚，五味子 10g。3 剂，水煎服。

3 天后复诊：告之已能入睡 6～7 小时，人好多了，但还做梦，其余症状略减。上方加白薇、牡丹皮、栀子。又 15 剂，诸症消失，嘱常服知柏地黄丸善后。

按： 此案并未加大量安神镇静之方药，而是针对病机用药，解决病因，失眠之症亦解决了。故而针对病因，釜底抽薪，也是治疗失眠的一种方法和思路，诸位不可不知。

医案 10

关某，57 岁，沈阳人。2020 年 11 月 19 日初诊。自诉失眠已有 30 余年，病情非常顽固，每晚仅能睡 2～3 小时。入睡难，易醒，醒后再难入睡，白天疲乏，精神不振，恍惚无法工作。这些年四处寻访名医，终未果，几欲失去信心。某次偶然看到我的微信公众号上治失眠的医案，于是前来寻求治疗。

症状：长期顽固性失眠，右弦滑，左寸关浮滑，舌尖边红苔腻。

辨证：痰火郁结，神不得安。

处方：黄连温胆汤合柴芍龙牡汤加减。清半夏 30g，制南星 30g，茯神 30g，生甘草 10g，枳壳 15g，竹茹 15g，柴胡 6g，白芍 15g，生龙骨 30g，生牡蛎 30g，玉竹 5g，黄连 10g，生百合 30g，陈皮 15g。5 剂，水煎服，每日 3 服。

11 月 24 日复诊：服药后第一天晚上睡了 5 小时，比起之前每晚平均 2～3 小时的睡眠，无疑是一大进步。但是，第二天晚上又恢复到之前的 3 小时睡眠；第三天睡了 3 小时即醒，醒后辗转反侧，到清晨 6 点入睡，8 点醒来，这也是近年来没有的现象，以往半夜醒后就一直要睁眼到天亮了。诉上次的药还有 2 剂，想看看是否还需要调整。诊得脉象浮滑，苔仍腻，原方不变，加瓜蒌 30g 以清痰火，车前草 30g 以利湿，首乌藤 45g 以养心安神助眠。

12 月 1 日三诊：7 剂药吃完，前两天每天能睡 5 小时，心里很高兴，还特意到医馆来想给老师报喜，当天没见到老师；后面 5 天又恢复到治疗前的状态，每天只能睡 3 小时，情绪开始沮丧，不知何故。老师说反复的原因在于病史太长，已经形成了规律性的失眠，我们现在治疗所要达到的目的是打破这个规律，重新建立正常的睡眠规律，这在短期内恐怕比较难，要做好心理准备，不能着急，慢慢来。原方不变，加大制南星、清半夏用量至 60g，加法半夏 60g，再加安神药对鸡矢藤、七里香。

处方：制南星 60g，茯神 30g，生甘草 10g，枳壳 15g，竹茹 15g，柴胡 6g，白芍 15g，生龙骨 30g，生牡蛎 30g，玉竹 15g，黄连 10g，生百合 30g，陈皮 30g，全瓜蒌 30g，车前草 30g，首乌藤 50g，清半夏 60g，法半夏 60g，知母 10g，鸡矢藤 60g，七里香 10g。

12 月 8 日四诊：5 剂药服完，服药后第一天和第五天能睡 5 小时，中间 3 天每天睡 3.5 小时，比以前改善很多，但还是没巩固下来。

老师问：你是做什么工作的？熬夜多不多？患者答：我是做基金的，基本每天都要熬夜到凌晨 2 点，工作性质就是这样，没办法。老师说：长期失眠和你工作性质有关，我也不能让你换工作，这样吧，接下来把服药时间调整一下，早上不服药了，下午服 1 次，晚上临睡前服 1 次，再看看效果。效不更方，原方再服 5 剂。患者回外地后，给老师发微信反馈：服药后较之前整夜失眠有所改善，对疗效满意。但因所从事的工作性质经常熬夜，有时还会失眠，对比以前好多了，打算把工作安排好之后再来西安请老师面诊。

按：此例失眠，先从舌脉考虑，脉弦滑，舌红苔腻，可诊断为痰火扰心，以黄连温胆汤为主方，清心火，祛痰热；考虑到患者病史长达 20 余年，已形成惯性思维，每天睡觉前思虑重重，患得患失，害怕又失眠，久而久之出现焦虑倾向，以柴芍龙牡汤镇静安神。此患者 20 余年的失眠能在短期内改善，一方面是药证对应，另一方面专药的运用起了很大作用，即半夏、天南星的大剂量使用。这两味药在此处主要起到了镇静作用，临床运用这两味药量要大，最少 30g，另外有条件的还可用生半夏、生南星，疗效更佳。

医案 11

张某，女，68 岁，陕西省铜川市人。2020 年 7 月 30 日初诊。自诉患有抑郁症 10 多年，一直服用抗抑郁类药物，近 10 年来失眠越来越严重，甚至整晚不能入眠，平时依赖安眠药入睡，但随着症状加重，安眠药不断加量，出现了记忆力差、掉发等不良反应，一直想摆脱对安眠药的依赖性，经女婿介绍前来就诊（其女婿曾在王老师处治疗期前收缩），就诊前已有3天每晚只睡1～2小时。

症状：抑郁症、失眠十几年，心烦急躁，口黏，口气重，纳差，便秘，尿频尿黄，脉沉软，舌淡苔厚腻。

处方：黄连温胆汤加减。黄连6g，陈皮30g，清半夏15g，茯神30g，生甘草10g，竹茹15g，枳壳15g，苍术30g，石菖蒲30g，藿香15g，佩兰叶15g，炒酸枣仁60g，鸡矢藤30g，七里香10g，车前草30g，炒莱菔子15g，朱砂1g。7剂，水煎服，每剂药中1g朱砂分3次，药汁冲服。

8月6日复诊：2剂药后就能睡着了，每晚能睡5小时左右，自我感觉下焦有热（患者为中医爱好者），小便黄，尿灼热，尿频，观舌苔厚腻略减。效不更方，原方继服巩固。患者尿黄，为心火旺，中医学理论"心与小肠相表里"，合导赤散引热下行，小便灼热加白头翁，患者失眠已改善，考虑到长期服用朱砂不良反应较大，去之不用。

处方：黄连6g，陈皮30g，清半夏15g，茯神30g，生甘草10g，竹茹15g，枳壳15g，苍术30g，石菖蒲30g，藿香15g，佩兰叶15g，炒酸枣仁60g，鸡矢藤30g，七里香10g，车前草30g，炒莱菔子15g，川木通10g，生地黄15g，淡竹叶15g，白头翁30g。7剂，水煎服。

8月25日三诊：服药后睡眠基本正常，但思虑过多时偶有失眠，另尿黄、尿臭。舌苔仍略厚腻。原方不变，小便臭加专药川草薢30g，因患者要去东北一段时间，带药20剂巩固。

按：此案辨证很清楚，从舌苔厚腻，口苦心烦可知，患者失眠主要病因是痰火扰心，以黄连温胆汤为主方，祛痰湿，清心火；口黏口气重为中焦湿热，加苍术、石菖蒲、藿香、佩兰叶芳香化湿；患者脉沉软，结合年龄，应有心血肝血不足之证，加酸枣仁60g养血安神；鸡矢藤、七里香为对药，主要功效为健脾和胃安神，患者纳差兼失眠，用之恰当；加车前草30g利小便；患者来看诊时已有3天不能正常睡觉，加朱砂1g

安神（注：朱砂只可应急，不可长期使用，且每日量不能超过 1g，方能安全无虞）。

医案 12

闻某，女，50 岁。2020 年 12 月 12 日初诊。自诉晚上睡不好觉，似睡非睡，有时整夜都睡不着觉，非常痛苦。专门从外地慕名前来西安，要求治疗多年失眠。患者本人也是学医的，曾找了很多中医师治疗，吃了很多中药，效果均不佳，于是不远千里来到陕西求老师予以治疗。

症状：中等个子，稍微丰满，面色偏白，眼睛干涩，腹胀，纳呆，小便尚可，大便黏，容易粘马桶，有股骨头坏死病症。脉浮濡尺弱，舌淡苔白，有齿痕。

辨证：脾肾阳虚湿重，瘀久化热伤神志。

处方：温胆汤加减。竹茹 15g，枳壳 15g，陈皮 15g，清半夏 30g，制南星 30g，茯神 30g，炒白术 30g，生甘草 15g，淫羊藿 30g，生龙骨 30g，生牡蛎 30g，生姜 10 片，首乌藤 30g，大枣 3 个，枸杞 30g。水煎服，每日 1 剂，服用 7 天，共 7 剂。

复诊：喝药后大便改善，不再黏腻，睡觉可，有深度睡眠，但凌晨两三点的时候还是会醒，舌头齿痕严重。腹胀减轻，每天有饥饿感了。手脚仍凉。效不更方，原方加黄精 30g，清半夏、制南星由 30g 加至 60g。再服 7 剂。

三诊：眼睛湿润了，不干。但大便又恢复以前，并且感觉更黏腻了，晨起无便意，第一次服药后晨起便意很浓。睡眠不错，虽半夜会醒，但很快入睡，深度睡眠，有梦，晨起能记住。炒白术改为生白术，再加鸡矢藤 30g，缬草 10g，健脾化湿，疏肝安神，再服 7 剂。

四诊：失眠基本痊愈。原方继续服用 7 剂巩固。

古道瘦马按：此案失眠很快收效，得益于辨证准确，用药精到。该方用的是温胆汤加减，这是我们临床常用的方剂，大家一般都会用来治疗失眠。但是临床疗效参半，甚至部分人反应没有效果。我认为其原因就在于用药剂量不够。中医不传之秘在于量，这个方子中的关键药是半夏和南星，一定要重用，才能起到一剂知二剂已的效果。这是前人屡试屡验的经验，我们应该认真学习。

医案 13

王某，男，42 岁，陕西西安人，2019 年 3 月 5 日初诊。患者是一名警察，因工作原因，生活不规律，失眠多年，一直使用药物助眠。目前最突出的感觉就是腹胀，经常一夜躺在床上翻来覆去睡不着觉，肚子胀得难受，睡不好觉。单位每年体检，所有指标都正常，但就是睡不好觉，折腾的人整日没精神，昏昏欲睡，常感觉焦虑、疲惫，已严重影响工作。

症状：腹胀，眠差易醒，脂肪肝，脉象弦滑，舌淡苔白略腻。

辨证：肝郁脾虚。

处方：柴胡疏肝散合厚姜半甘参汤加减。柴胡 10g，枳壳 30g，白芍 15g，陈皮 30g，香附 12g，川芎 10g，厚朴 30g，生姜 30g，清半夏 15g，党参 10g，生甘草 10g，苍术 10g，鸡矢藤 30g，七里香 10g，炒山楂 30g，炒神曲 30g，炒麦芽 30g。7 剂，水煎服，每日 3 次。

3 月 19 日复诊：睡眠较原来大有改善，原来晚上睡不实，现在好多了。肚子偶尔有点胀，但是比原来轻多了，感觉肚子也小了。只是有个问题，服药期间感觉很好，药稍微停上几天，就又会腹胀。不过对这次服药效果已经很满意了，以前胀得难受时，胃药、泻药都服过，不仅没效果，还感觉越来越严重。察右手脉象沉软，不像上次那样弦滑，舌苔基本正常，没有上次那么腻，只是稍微还有点齿痕。效不更方，加八味除烦汤清解郁热，除烦安神，进一步改善睡眠。

处方：柴胡 10g，麸炒枳壳 30g，白芍 15g，鸡矢藤 30g，七里香 10g，陈皮 30g，香附 12g，川芎 10g，厚朴 30g，生姜 30 片，清半夏 15g，党参 10g，苍术 10g，炒山楂 30g，炒神曲 30g，炒麦芽 30g，生甘草 10g，栀子 10g，紫苏梗 15g，茯神 30g，连翘 30g，黄芩 10g。

按：此案很好地验证了《黄帝内经》"胃不和则卧不安"理论，前后两次用方没有使用任何针对失眠的中药，只是根据舌脉对症下药，着力解决患者肝郁脾虚腹胀的问题。结果一诊后患者不仅腹胀减轻，睡眠也得到了很大改善；复诊加八味除烦汤，此方是南京中医药大学黄煌教授的临床经验方，以半夏厚朴汤合栀子厚朴汤加连翘、黄芩组成。本人临床喜用此方，常用于咽喉不利、胃不和、腹胀导致的烦躁失眠，疗效肯定。

医案 14

张某，女，59 岁，陕西西安人。2021 年 3 月 16 日初诊。眠差。每晚坐在沙发上眼皮都困得抬不起来，但是一躺到床上，心里就跟明镜一般，没有任何睡意。有时候一晚上只能睡半小时，早上起来两眼布满血丝，一整天昏昏沉沉，疲乏无力，此种情况从年前开始持续至今，痛苦万分。

症状：失眠，入睡困难，心烦，脚热，口干易渴，夜尿频，脉浮滑，舌边尖红，苔厚腻。

辨证：痰火扰心，湿阻气机。

处方：温胆汤合五苓散加减。陈皮 15g，茯神 30g，生甘草 15g，枳壳 30g，竹茹 15g，桂枝 15g，生白术 30g，泽泻 30g，猪苓 20g，黄连 6g，法半夏 60g，制南星 60g，鸡矢藤 30g，七里香 10g，首乌藤 45g。10 剂，水煎服，每日 3 次。

3 月 26 日复诊：睡眠改善，晚上能睡 6 小时左右，夜尿不像以前那么频繁了，口渴改善。此次还想解决记忆力差的问题，近一年来感觉记忆力特别差，怀疑自己是患有老年痴呆，很紧张，希望能一并治疗。另上次开的药，闻起来有股臭味，不知道是哪味药，问是否能去掉，服用起来很困难。效不更方，略作加减。原方去鸡矢藤（患者嫌其味臭）、七里香；患者记忆力差，为心血不足的缘故，加酸枣仁 30g，柏子仁 10g 养血安神，一药两用，同时解决失眠、记忆力差的问题。10 剂，水煎服。

按：临床治疗失眠辨证很重要，不分证型一味安神难以取得好的疗效。本案患者辨证点主要在舌、脉，脉浮滑，舌淡红，苔厚腻，提示其为实证，实证的失眠主要病因在于痰火扰心，神不得安宁，故而失眠。

针对此类证型，黄连温胆汤为首选方，临床疗效十分确切。此外，患者口渴，小便不利，参看脉象、舌苔，可知并非阴虚所致，而是湿阻气机，导致津不上承，气机不利，以五苓散温阳利湿，湿气祛除，气机得通，故口渴、尿频改善。此方重点在于法半夏、制南星的应用，前案已经讲过，此处不再赘述。

另外还有一种治疗失眠的思路，我也常用，即症状不明显，证型不好分，即无证可辨的顽固失眠，从久病必瘀入手，用《医林改错》的血府逐瘀汤治疗，也能收到出奇制胜的效果，从而将失眠治愈，这方面的例子也不少，就不一一列举了。总之一句话，治病思路要广，方法要多，就像打仗一样机枪大炮都要会用，韩信点兵，多多益善。治疗失眠亦然。

王幸福自拟清热解毒高效方

2020 年 12 月 11 日，王老师的侄子患新型冠状病毒肺炎，老师拟定此方后给侄子服用，仅服用 1 剂高热就退了，其余症状也得到了缓解。老师及时将方子发给众弟子，短短几天时间，全国各地的弟子给多名患者临床使用，疗效显著，基本可以做到一剂知，二剂已，三剂收功。老师催促我赶紧将处方及注意事项整理出来，不做任何保留的分享，以减轻更多患者的痛苦。

随着 COVID-19 的大流行，大家相继感染，身边的亲属也不能避免。前两天我的侄子就直接中招了，高热，浑身疼痛，嗓子痛，无食欲，来找我出方治疗。对此，我考虑了历史上几个治疗瘟疫的方子，综合比较后，把荆防败毒散、普济消毒饮、养阴清肺汤，进行了加减组合，给侄子用上了。侄子服用后 1 天高热就退下来了，2 天身痛嗓子痛基本消失，3 天就结束战斗，取得了惊人的效果。

处方：荆芥 10g，柴胡 45g，防风 10g，独活 10g，羌活 10g，前胡 15g，生甘草 30g，玄参 30g，桔梗 10g，生地黄 30g，麦冬 30g，牛蒡子 20g，升麻 15g，炒僵蚕 15g，马勃 12g，枳壳 15g，党参 15g，川贝母 5g，板蓝根 30g，金银花 30g，茯苓 15g，连翘 30g，金荞麦 30g。3 剂，水煎服，每日 3 次。

取得效果以后，我将此方（清热解毒高效方）发到弟子群中，很多学生不仅在自己身上试验，也给身边患者用，都取得了很好的效果。看来这个方子还是有通用性的，值得大家推广使用。

中医讲究据证用药，辨证施治，这 3 个方子在历史上都是治疗瘟疫的有名方子，但是我们不能照抄照用，还是要有所改进的。上面这个具体的处方是我给侄子开的，大家在用的时候要注意以下几点。

第一，如果高热不退，或者比较严重，要在原方中加生石膏 50g，黄芩 30g，取小柴胡汤之意。

第二，如果嗓子不干痛，可以去生地黄、麦冬。

第三，脾胃虚寒，容易便溏者，可加干姜。

第四，如果呕吐严重，可以加姜半夏。

第五，川贝母比较贵，可以换成浙贝母。

整个方子解表化湿，清热解毒，利咽祛痰，扶正养阴，基本上涵盖了所有的病机，剂量不要开太多，每次开3剂，基本上就可以解决问题。

12月15日补充：这几天有弟子反馈，上面的方子有点贵，且因特殊时期，很多线上药房和线下药房缺药，于是老师又重拟一方，疗效也非常好，主要以柴葛解肌汤合荆防败毒散加减。经临床检验，此方对以高热为主的患者，退热很快，为区别上方称为清热解毒二号方。

处方：柴葛根30g，柴胡50g，黄芩30g，羌活10g，独活10g，生石膏60g，防风10g，荆芥10g，前胡10g，桔梗6g，白芷10g，生甘草30g，板蓝根30g，升麻30g，炒僵蚕10g，连翘30g，陈皮10g，生姜12g。3剂，水煎服，每日3次（热饮）。气虚加南沙参30g，痰多加鱼腥草、金荞麦、生薏苡仁，寒呕加半夏，热呕加芦根，腹泻加干姜，纳差加焦三仙（焦麦芽、焦山楂、焦神曲）。

张大夫按：在此简单说一下两个方子的区别。两方都是针对有发热、身痛、咽痛、疲乏等症状的患者。区别在于一号方针对的是咽痛严重的患者，二号方针对咽喉症状不明显，而发热突出的患者。

这个方子实际上也没什么神秘的，我是吸取了历史上我国中医在治疗疫病方面的经验，根据目前新型冠状病毒的特点把一些方子进行了组合。基本上是三个方子，即荆防败毒散、普济消毒饮、柴葛解肌汤。前两个方子是历史上的抗疫常用方，柴葛解肌汤祛热，解除身体疼痛。柴胡、黄芩、干葛、白芷、荆芥、防风、羌活、独活之类，均可解表发汗，解决高热。另外，这三个方子都含有一个药对，桔梗与甘草，而桔梗甘草汤是历史上治疗咽喉疼痛的方子。经过几千年实践，效果很明显。临床中还可以加升降散，只取一味炒僵蚕，有祛风化痰，止痉的作用。另外，有一味药也很重要，就是升麻。升麻在此处不是升阳的作用，而是取清热解毒的作用，也可治疗上焦头面部的一些炎症。每个患者的具体情况不同，有些人还伴有消化不良，可以适当加些健胃的药，如陈皮、炒三仙（麦芽、山楂、神曲）。如果有痰，进一步感染，可加鱼腥草、金荞麦，同时还可加生薏苡仁。

此处有两点要说明，第一点，如果高热不退，一定要加大柴胡、生石膏的量，柴胡起步 50g。第二点，不要凉了喝，要趁温热喝，喝完捂被发汗。如果伴有痉挛，要加羚羊角。

清热解毒高效方退热后可继用中成药

这几天有不少患者反馈，用王老师的清热解毒高效方后退热很快，咽喉也不痛了，但部分患者还有其他的不适，此时就不宜继续服用清热解毒高效方了，因此方总体偏寒凉，用久了容易伤胃气，考虑到每个人体质不同，突出症状也各不相同，现将几种典型症状及对症的中成药总结如下，大家可参考。

1. 小柴胡颗粒

大部分人退热后，感觉没有食欲，不想吃饭，疲乏无力，口苦，这时候就可以服用小柴胡颗粒。其源于《伤寒论》中的小柴胡汤，原方有七味药，分别是柴胡、黄芩、生姜、半夏、党参、大枣、甘草。柴胡、黄芩是清热的，柴胡可以清体内余热，黄芩主要清肺热；生姜止呕开胃，半夏化痰利咽，党参、大枣、甘草补益正气。总体来说扶正祛邪，一方面继续清除体内邪热，另一方面扶助正气，使人快速恢复食欲，有利于身体的进一步康复。

注：中成药不如汤药力度大，可加量服用，7—12岁儿童每次服2袋，成人可服用4袋。

2. 九味羌活丸

若有头痛身痛，可服用中成药九味羌活丸，很快便可以缓解疼痛。此方由羌活、防风、苍术、细辛、川芎、白芷、黄芩、甘草、生地黄九味药组成，功可疏散风热，除湿清热。主治外感风寒，兼有蕴热湿邪所致的感冒、痹证及头痛身痛等病症。从组成来看，主药羌活是中药里用于治疗身痛的特效药，凡身痛必用羌活；细辛、川芎、白芷是治疗头痛的专药；生地黄是治疗各种痹痛的专药；组合在一起，止痛力量强大。此方兼顾扶正与祛邪，身痛无汗可直接服用。若汗多，可配合玉屏风颗粒一起服用。

3. 养阴清肺丸

有些患者嗓子干，无痰，有的兼咳嗽，此时可服用养阴清肺丸。这是由于发热时体内津液耗伤，急需补充阴液。该药主要功能为养阴润燥，清肺利咽，常用于阴虚肺燥，咽喉干痛，干咳少痰。方子组成为生地黄、麦冬、玄参、川贝母、白芍、牡丹皮、薄荷、甘草，其中生地黄、玄参养阴润燥，清肺解毒为主药；辅以麦冬、白芍，助生地黄、玄参养阴清肺润燥，牡丹皮助生地黄、玄参凉血解毒而消痈肿；佐以贝母润肺止咳，清化热痰，薄荷宣肺利咽；使以甘草泻火解毒，调和诸药。

4. 复方鲜竹沥口服液

如果痰多、痰黄、咳嗽，这是体内的湿热未完全被清除，此时可服用复方鲜竹沥口服液。每次不拘2～3支，化痰很快。另，有些患者起病就没有发热、咽痛等症状，或为一般感冒，也可对照以上症状服用中成药。如我女儿某次晚上说自己不想吃饭，头晕，没力气，体温不高，就给她服用了小柴胡颗粒，每次2袋，因孩子不好好服药，共计服用6袋，静卧2天后基本就恢复了。

各抒己见

付东升：前两天屁股有点痛，好几个同事也感觉屁股痛。

张博：因长期久坐，阔筋膜张肌、臀大肌、梨状肌、髂胫束都是紧张的，平时检查时大部分人都有明显压痛。感染新型冠状病毒后血管收缩，肌肉紧张颤动，把平时隐藏的问题都引发出来了。平时可多用筋膜枪放松缓解，退热后泡热水澡，用筋膜枪松解可以明显缓解。我治疗的患者不管有无腰腿痛，检查时都能发现问题。很多孩子检查时也是一身痛点，但平时没有明显感觉，只有在运动时有影响。

李静：张博师兄，我这次感染后就是腰痛特别明显，翻身都得慢慢翻才行，若后仰则腰痛加重，虽然平时腰也经常痛，但是感染后感觉腰痛有所加重了。

张博：平时就应该多放松腰大肌和腰方肌，后仰加重是腰大肌有问题，身体前表线肌筋膜紧张。不用特别讲方向，不要使劲，怎么舒服怎么揉，腰大肌松弛了马上就好。后面揉腰方肌，放松小腿、大腿后侧肌群。久坐，尤其开车，腰部负荷最重。不建议长时间开车，会影响营养物质从腰椎终板向椎间盘弥散，椎间盘提前变性突出。

师父：史欣德老师的经验，腰痛用六味地黄丸。我认为患病后所致发热出汗后留下来的浑身酸痛是肌肉中乳酸过多造成的，就和我们爬山后两腿肌肉酸困道理是一样的。所以我就用大量的维生素B_1，昨天晚上吃了，今天早上又吃了，现在已经不太痛了。

张博：这次用药后很多女性月经提前，月经量大。柴嵩岩老师说过，柴胡量大催经。从柴胡影响下丘脑可以知道，其对性激素的分泌有影响。

余峰：如果暂时买不到药，大家也不用过度恐慌，放松心情，想尽一切办法去应对它，办法总会比困难多。我现拟一方，供大家参考选用。土茯苓60g（以15g为递增量，最多可加至120g，按患者病情进行增减），薏苡仁60g，五指毛桃60g，生姜50g，新会陈皮15g。1剂。主要针对头痛、全身酸痛、骨节酸痛等症状，效果非常明显。

师父：仝小林院士内科群关铃主任发言，"后期咳嗽是气道高敏感，针灸按照过敏治，见效快。浑身痛，针灸按照肌肉损伤治，见效也很快。嗅觉失灵扎蝶腭神经。"获得大家一致认可。身上疼痛的观点和张博谈的一样。

黄炜：我发现九味羌活汤和荆防可能是特效药，每天从单位回来头沉，全身疼痛，嗓子痛，懒得活动，2包九味羌活汤就好了。病毒一直在，只是身体平衡被打破了，只要平衡还在，病毒就无可奈何。之所以病毒都是冬天厉害，我觉得从中医角度来说是因为病毒就是风寒湿，九味羌活汤和人参败毒散正好可以对应，在没有入里化热的时候用上就有效。

张博： 师父推荐的维生素 B_1 也很有效，我自己的体验和患者反馈都很好。

师父： 最近感染新型冠状病毒引起的咳嗽痰饮，一般不要用半夏，容易造成干燥口渴。不知你们注意没有，不管是高效方、二号方，还是其他处方，我都没有用过半夏，就是这个原因。半夏辛燥，津伤液亏者绝不能用。《伤寒论》中反复提及，用得不好就可能引起喑哑干燥。

袁文思： 半夏可减少腺体分泌。

师父： 你们都忽略了一个根本问题，这不是一般外感，而是瘟疫病，一定要特殊对待。我之所以以荆防败毒散和普济消毒饮为主，是因为不能按一般的六经或卫气营血去处理，要按流行性传染病处理，特殊的病要用特殊的方。我这次用的方子中除了解热发汗，还有几味药是值得大家思考的。大剂量柴胡、防风、羌活、升麻、甘草都有抗病毒的作用，现代药理已充分证明。所以在解表发汗的过程中，这几味药都起到了关键作用，可能比传统的连翘、金银花、板蓝根的作用更强，这就是我一直提倡的中西合璧问题。要一药两用，既要找到解表发汗的中药，同时还要含有抗病毒的成分。关于感染后引起的干咳发痒可以用止嗽散加减，干咳发痒可以用止嗽散加蝉蜕、炒僵蚕、木蝴蝶、牛蒡子。如果痰多加三板斧。黏痰加川贝母或浙贝母。

杜某，女 80 岁，患新型冠状病毒肺炎所致的发热、昏迷、狂躁，服用安宫牛黄丸后清醒，现肺部感染。处方：芦根 100g，桃仁（捣碎）15g，冬瓜仁 50g，生薏苡仁 90g，桔梗 15g，生甘草 30g，金荞麦 30g，鱼腥草 30g，黄芩 30g，生晒参 30g，陈皮 10g，茯苓 30g，清半夏 15g，生姜 15g。3 剂，水煎服。每日 3 次。

现在的"大白肺"，我提出用千金苇茎方合桔梗甘草汤、葶苈大枣汤合三板斧治疗。我最近治疗两例，在 ICU 的患者，情况都有所好转，转危为安。

吴章武：治疗都是以促排痰，化痰为最主要的方向。只有痰没了，肺的环境好了，才能保住肺主呼吸的基本功能，才能保证肺朝百脉的功能（换氧的功能）。

张博：千金苇茎方常用于肺部感染的治疗，可排脓化痰。其中桔梗排脓，甘草取类激素作用，葶苈子高渗，减少组织液渗出，三板斧消炎。把引起肺部渗出的原因解决掉，改善渗出状态，促进已化脓破坏组织排出。相当于把已经化脓渗出液体排出，减少肺部继续感染。

师父：对的！符合现代医理，所以有效。

陈晨："大白肺"是肺间质充满炎性液体，类似中医学的肺痈。师父的方子就是排脓排痰的。

师父：金荞麦既有消炎作用，又有桔梗的排痰作用，还没有桔梗的不良反应，不会刺激胃引起呕吐。

儿童哮喘和老年哮喘治法不同

以下两则医案是笔者侍诊过程中王幸福老师治疗的两名患者，一名为7岁儿童，一名为70岁老妪，主症都是哮喘，但老师临床治疗思路及处方完全不同，最终都取得了良好的治疗效果。

医案1

王某，男，7岁，陕西省渭南市人。2018年1月23日初诊。患儿有哮喘病史4年，伴有过敏性鼻炎，曾多方寻求中医、西医治疗而不效。自进入冬季以来，随着气温骤降，哮喘加重，且伴有夜惊，患儿倍感痛苦，家长担惊受怕，迫切希望寻得良方，以解其忧。经熟人介绍，前来王老师处就诊。

症状：喘息咳逆，呼吸急促，胸部胀闷，鼻流清涕不绝，易夜惊，脉浮滑，舌淡苔白，治宜温肺化饮，散寒定喘。

处方：小青龙汤合异功散加减。桂枝6g，生麻黄6g，干姜10g，白芍10g，生甘草10g，清半夏6g，五味子6g，细辛1g，茯神10g，炒地龙6g，炒僵蚕6g，蝉蜕20g，生大黄3g，防风6g，蜈蚣1支，全蝎3g，辛夷1g，党参10g，生石膏15g，焦三仙（焦麦芽、焦山楂、焦神曲）各15g，陈皮6g。20剂，水煎服，每日3次。患儿不在西安，就医不方便，故一次性拿药20剂。

服药期间，通过电话沟通得知患儿服药后症状逐步减轻，20剂药服完后病情基本得到控制。

2018年3月6日患儿因外感咳嗽前来就诊，反馈如下：前方服用20剂后呼吸急促、咳喘大减，目前余微喘，胸闷，咳嗽痰鸣，咽喉不利等症。脉象由寸关浮滑转为沉滑，提示表证已解，此次重在清里化痰。舌淡红，苔厚腻略黄。

处方：小柴胡汤合小陷胸汤、异功散加减。柴胡30g，黄芩30g，党参 40g，清半夏 15g，金荞麦 30g，鱼腥草 30g，全瓜蒌 15g，黄连 10g，厚朴 10g，苦杏仁 10g，桔梗 6g，生甘草 15g，穿山龙 10g，穿破石 10g，地龙 10g，陈皮 30g，茯苓 30g，白果 10g。3 剂，水煎服，早晚分服。

2018 年 11 月 23 日，患儿母亲因妇科病前来就诊，告知患儿自复诊后哮喘未再发作，全家人解除了后顾之忧，感谢老师的悉心治疗。

医案 2

芦某，女，72 岁，天津市人，2019 年 3 月 26 日初诊。

患者是王老师的老病号，今年已 78 岁高龄，满头白发，但看起来气色很好，精神矍铄，6 年前患哮喘，找王老师开方治疗，连续吃了 2 个月左右的汤药，至今 6 年了，哮喘未再复发过。由于这几天西安气温突变，不小心感冒了，连带着有点喘，患者过几天要回天津，怕在那边找不到合适的大夫，想在离开西安之前把病情控制住，故急来看诊。患者还带来 6 年前老师的手写处方，一张微微泛黄的处方笺，保存完好。患者说这个方子服用后疗效很好，请老师看看需不需要调整。

症状：哮喘痰多，鼻干、嗓子干，脉浮滑，流清涕，舌淡红，苔薄。老师根据患者目前新增症状，在原方基础上加辛夷、细辛、黄芩三味药，交代患者继续服用。

处方：异功散加减。陈皮 10g，清半夏 10g，茯苓 10g，生甘草 30g，蛤蚧 1 对，羊红膻 30g，辛夷 3g，细辛 3g，黄芩 10g，当归 25g，熟地黄 45g，天花粉 20g。5 剂，水煎服，每日 3 次。

1 个月后患者带外孙前来看病，反馈服上方 5 剂后病就好了。

张光按： 医案 1 为一名 7 岁男童，症状表现为喘息咳逆，呼吸急促，脉浮滑，诊断为实寒证，加之有过敏性鼻炎病史，清涕不绝，故以小青龙汤温肺化饮；另外哮喘患儿比起一般正常孩子，总归有先天脾肺不足的问题，合异功散健脾益气，起"土生金"之功用。患儿服药后咳喘减轻，病情见缓，不宜继续服用小青龙汤（小青龙汤宣散温燥太过，不宜久服），改用小柴胡汤加减。小柴胡汤是王老师临床治疗外感迁延日久及诸多内伤杂症喜用的方剂，取其既可攻邪，又可扶正的功效，老师言其"运用得当，疗效卓著"。小柴胡汤具体运用及适应证在王老师著作《医灯续传》《杏林求真》中都有详细论述，读者可自行查阅，在此不再赘述。

复诊时患儿舌苔淡红，苔黄略厚，提示体内有热有痰，加专药"肺热三板斧"黄芩、鱼腥草、金荞麦；胸闷有痰，合小陷胸汤清热化痰；咽喉不利，加桔梗甘草汤祛痰利咽；患儿素有哮喘病史，仍以异功散补土生金，加厚朴、杏仁、穿山龙、地龙、白果等治喘专药，以防哮喘复发。

医案 2 为一名 70 多岁的老人，脉象也表现为浮滑，但不能以此作为处方的依据。患者就诊时恰逢感冒，此时脉象更多反应患者有外感，结合患者的年龄，治疗思路仍以补虚为主。主方以异功散补土生金，此外重用蛤蚧、羊红膻、当归、熟地黄等补肾填精之品，患者服药 5 剂，此后哮喘未复发，疗效显著。

从以上两则医案的治疗思路、用方对比我们可以看出，中医的辨证论治重点在人；同样的病发生在不同年龄、不同体质的人身上，治疗方案也会有所不同，但治疗思路并非无规律可循，如以上两名患者的治疗过程中都使用异功散"补土生金"，始终不脱离中医基础理论。

（张　光　王幸福）

佛手散加鸡血藤治恶露不净

周某，女，31岁。产后半个月恶露不净，每天流血不止，同时腹泻缺乳，人疲乏无力，小孩无乳可吃，哭闹不停，吃了不少药物都止不住腹泻。无奈，其母找到我，请用中药治疗。

处方：当归补血汤加四君子汤加佛手散。生黄芪60g，当归15g，川芎15g，红参15g，茯苓30g，苍术30g，白术30g，仙鹤草100g，鸡血藤30g，桂枝15g，赤芍15g，干姜30g，赤石脂60g，乌梅30g，炒山楂15g，炒神曲15g，炒麦芽15g，大枣（切）10个。5剂，水煎服，每日3次。

1周后，其母告知，腹泻已止，恶露已净，已有奶水，喜不自禁，直夸中医疗效好。

古道瘦马按：此案无特殊之处，完全按中医法则治之。虚者补之，瘀者行之，乱者和之。当归补血汤补血，佛手散加鸡血藤治恶露不净，四君子汤加桂枝汤补中调营卫，桃花汤加乌梅止泻，炒三仙健胃。全方补气和血，直中病机，故见速效。

附1：佛手散

组成：当归二两或三两，川芎一两。

用法：以上锉粗末合均每服五钱，水一盏，煎八分，热服，未效再服。加龟甲一具，梳发一团，名开骨散。

主治：妊娠胎动下血，或因伤动，子死腹中，下血疼痛，口噤欲死，服此探之，不损则痛止，已损则立下，又横生倒生，交骨不开，产后血晕昏乱，崩中金疮，去血过多等症。

注：命名不曰归芎而曰佛手者，谓此方治妇人胎前产后诸疾，如佛手之神妙也。

附2：桃花汤

组成：赤石脂、干姜、粳米。

功效：温中涩肠止痢。

主治：虚寒血痢证。下痢日久不愈，便脓血，色暗不鲜，腹痛喜温喜按，小便不利，舌淡苔白，脉迟弱或微细。临床常用于治疗慢性细菌性痢疾、慢性阿米巴痢疾、慢性结肠炎、胃及十二指肠溃疡出血、功能性子宫出血等，属阳虚阴盛，下焦不固者。

歌诀：桃花汤中赤石脂，干姜粳米共用之，虚寒下痢便脓血，温涩止痢服之宜。

（王幸福）

丹栀逍遥丸治疗焦虑型失眠

我知道丹栀逍遥丸治疗焦虑型失眠很有效，源于一次偶然。

上学期末给孩子开家长会，回家路上和同班孩子的母亲闲聊，她听说我是中医，就问："我最近工作不顺心，加上每天辅导孩子写作业，心情很烦躁，爱发脾气。白天跟孩子发脾气后，晚上又焦虑自责，经常失眠，掉头发也很严重，麻烦你帮我看看，能不能吃点中药。"

我想了想，让她自己去药店买2盒丹栀逍遥丸服用，最好买昆明中药厂生产的，在规定用量的基础上双倍服用。过了大约1周，下午接孩子放学的时候碰见她，她开心地跑过来，说："2盒丹栀逍遥丸吃完，其他的倒没感觉，但是失眠好了，入睡很快，睡得也很沉。另外，我母亲60多岁了，平时思虑多，有个不顺心的事情就一晚上睡不着觉，这种情况有十几年了，一直服用安眠药，我让她也试试丹栀逍遥丸。她吃了1盒，竟然也有效，原来是整夜整夜睡不着，服药后每晚能睡四五个小时，她高兴得很，让我问问你，这药能不能长期吃？"

我答："这个可以疏肝健脾，可以长期服用。"

此后又在临床验证过多次，凡焦虑、容易发脾气、眠差、脉弦、舌尖边红、苔薄白的患者，无论男女，均可以丹栀逍遥散为主方加减服用，疗效确切。女性患者有月经不调的，服用后月经问题也可以得到解决。

有一次我给王幸福老师抄方，正好老师给一位焦虑失眠加月经不调的患者开丹栀逍遥散方，患者走后我顺势跟老师讨论起这个话题。

老师问："你认为丹栀逍遥散治失眠，主要是哪味药起作用了？"

我答："应该是栀子，因为栀子有除烦、宁心安神之效。"

老师说："对，主要是栀子的作用。《伤寒论·辨太阳病脉证并治》载：'发汗吐下后，虚烦不得眠，若剧者，必反复颠倒，心中懊恼，栀子豉汤主之。'还有《金匮要略·黄疸病脉证并治》载：'酒黄疸，心中懊恼，或热痛，栀子大黄汤主之。'你看这两条，里面都有'心中懊恼'这四个字，其实就是因虚热导致心烦焦虑的感觉。第 76 条里还有'反复颠倒'四个字，其实就是躺在床上翻来覆去睡不着的意思。另外，现代药理研究认为，栀子具有护肝利胆，降压镇静，止血消肿等作用，镇静就相当于安神的作用。"

我说："患者长期失眠必然会伤阴血，丹栀逍遥丸里有当归、白芍以养血；再加上此类患者一般都思虑较多，常有肝气郁结，有柴胡、薄荷疏肝；肝郁久了，一方面化火，有牡丹皮清肝火；另一方面肝郁克脾，又有茯苓、白术健脾。整个方子组方非常周全，所以临床疗效很好。"

老师说："对，丹栀逍遥散在临床上使用频率非常高，可以治疗女性因肝郁导致的各种妇科病，如月经不调、乳腺增生、甲状腺结节；也可以治疗男性肝郁阳痿；此外，还可以治疗焦虑症、抑郁症、肝脾不和导致的胃病等多种疾病，疗效确切，临床有大量的医案可以佐证，可以重点学习一下名老中医在这方面的医案。"

经过和老师讨论，我对丹栀逍遥散方和栀子这味药，有了更深的认识。

（张　光　王幸福）

扁桃体肥大、扁桃体炎案

贾某，男，5 岁，陕西西安人，2022 年 8 月 30 日初诊。患儿体瘦面白，其母称孩子平时易感冒，基本上每次感冒都伴随扁桃体发炎。西医建议切除扁桃体，家人考虑孩子年龄小不愿做手术，想服中药试试，后经人介绍，请王幸福老师看诊。

症状：扁桃体肥大，扁桃体发炎，咽痒，痰多痰黄，鼻塞，汗多，脉浮滑，舌淡苔白。

处方：桂枝汤加减。桂枝 10g，白芍 10g，大枣 6 枚，生甘草 6g，木蝴蝶 10g，白芷 6g，钩藤 3g，蝉蜕 6g，生姜 6 片，甜叶菊 1g，生薏苡仁 30g，茯神 15g，生白术 15g。7 剂，水煎服，每日 3 次。

2022 年 9 月 8 日复诊：诉诸症改善，没想到中药疗效这么好，有点出乎意料。只是孩子小，服汤药困难，询问能否做成丸药，坚持服药一段时间，以求断根。

王老师建议再服一段时间汤药，虽然经初诊 7 剂药症状有所改善，但考虑孩子本身体弱容易感冒，后续巩固治疗必须跟上，汤药相对来说力量大一些，待病情平稳，可改为散剂长期服用，以提高身体素质。效不更方，原方加鸡内金 6g，10 剂，水煎服。另外再取药 2 剂，研为细末，每日 2 次，每次 3g，服 1 个月（待汤药服完后开始服用）。

张光按：患儿体瘦，易感冒，爱出汗，辨为桂枝汤证。桂枝汤为《伤寒论》群方之首，主治外感发热头痛，汗多。但临床除治疗感冒外，常用作调补之方，主要针对体虚易感人群，其中儿童和老人居多，只要是遇风遇寒容易感冒，出汗多，都可以应用此方，疗效确切。另，患儿咽痒，加钩藤、蝉蜕祛风利咽，鼻塞加白芷，痰多痰黄加薏苡仁清热化痰。扁桃体肥大，中医学认为是水湿潴留，故加茯苓、白术利湿，同时健脾。复诊时家属反馈孩子从小挑食纳差，故加鸡内金 6g 消积开胃。

（王幸福）

扁平疣案

患者，男，12岁，2022年3月5日网诊。

症状：全身扁平疣大半年，双关浮滑，舌淡嫩，苔薄，饮食二便尚可。

处方：温清饮合扁平疣验方、皮炎解毒汤加减。当归10g，川芎10g，生地黄15g，赤芍10g，黄连6g，黄芩10g，黄柏10g，桃仁10g，红花10g，阿胶10g，荆芥10g，防风10g，羌活10g，大青叶15g，板蓝根20g，生牡蛎30g，桑白皮6g，秦皮6g，生甘草15g，土茯苓45g。15剂，水煎服，每日3次。

4月2日复诊：微信反馈汤药已经吃完，孩子的脸比服药前更严重，服药后不仅放屁多，而且腹泻严重。

处方：麻杏薏甘汤合扁平疣效验方加减。生麻黄10g，苦杏仁10g，生薏苡仁50g，生甘草15g，羌活10g，大青叶15g，板蓝根20g，生牡蛎30g，柴胡3g，赤芍12g，牡丹皮6g，桃仁10g，红花3g，白芷6g，防风6g，丹参12g，粉葛根15g，土茯苓45g，炮姜炭20g，莪术6g，苍术15g。15剂，水煎服，每日3次。

4月17日三诊：微信反馈孩子快康复了，只剩眼皮上小部分，其余部位已经痊愈。原方继服15剂巩固治疗。

按： 因网诊条件受限，无法收集完整的四诊信息，故一诊用温清饮，方偏凉，效果减缓，服药后还有腹泻。复诊以麻杏薏甘汤为主，又加了炮姜炭和苍术，温中止泻，取得显著疗效。

扁平疣效验方是王幸福老师临床治疗扁平疣的专方，临床以此方为基础，再根据患者具体情况加减或合方，疗效确切。

扁平疣效验方：柴胡3g，赤芍12g，牡丹皮4.5g，桃仁15g，红花3g，白芷6g，防风6g，丹参12g，薏苡仁30g，粉葛根15g，板蓝根15g，牡蛎15g。

主治：扁平疣。

用法：水煎服，每日1剂，分3次服。

（王幸福）

不一样的头晕案

最近诊治了一位头晕患者，引起了我的深思。头晕病看起来很简单，但由于疏忽大意，犯了经验主义错误，从而给治疗造成一定的贻误。好在反应及时，亡羊补牢，未为晚矣。

患者，女，63 岁，2022 年 4 月 7 日初诊。患者比较清瘦，在其女儿带领下找我来看头晕病。我简单看了一下舌脉，舌质淡，中后部苔腻，脉象寸关弦滑，测量血压，不算太高。现状是头晕胸闷，饮食二便尚可。

辨证：水气凌心，水停心下，清阳不升，浊阴上冒。

诊断：头目昏眩之泽泻汤证。

处方：泽泻汤合天麻钩藤饮加减。猪苓 15g，生白术 30g，泽泻 60g，天麻片 30g，蒺藜 30g，蓝布正 30g，钩藤 30g，茯神 30g，肉桂 10g。7 剂，水煎服，每日 3 次。

复诊：开完药以后，本想应该手到擒来，药到病除。谁知 1 周后患者又来了，说头晕更厉害了，都不敢动，一动就要跌倒了。我一听不对劲儿啊，怎么没有效果，反而还加重了呢？怪哉！随后我又重新望闻问切，仔细辨证，详细询问患者是怎样头晕。他说平时不怎么头晕，就是头往后一仰，马上就要眩晕跌倒。头不动，坐着、躺着都没有事。听此一言，我恍然大悟，此乃颈椎问题。初诊，明显是误诊了，惭愧。赶紧重新更改药方。头晕（头往后仰时严重），胸闷，血压略高。右关浮滑，左浮滑软，舌淡，中后部苔略厚。

处方：补中益气汤合当归补血汤加葛根。柴葛根 60g，泽泻 50g，知母 10g，怀牛膝 30g，升麻 10g，党参 15g，生甘草 6g，生白术 30g，柴胡 12g，陈皮 10g，当归 10g，生黄芪 40g，天麻片 30g，钩藤 30g，丹参 30g，肉桂 10g。7 剂，水煎服，每日 3 次。

2022 年 4 月 23 日患者反馈，1 剂见效，药到病除。2 剂药后，头旋转自如，再也没有发生眩晕情况。对此患者及家属十分感谢，我却觉得很惭愧。此病本应该初诊就解决问题，但由于我的疏忽，诊断不准，导致患者痛苦延续。罪过！写此文的目的并不是要分析讨论学术上的问题，而是提醒为医者，看病一定要认真详细，精通技艺，不可草莽从事，给患者造成不必要的痛苦。

（王幸福）

无名高热久治不退的好方

柴胡清热饮

处方：柴胡 50g，黄芩 50g，人参 20g，板蓝根 30g，甘草 15g，青蒿 10g，地骨皮 15g，常山 5g。

功效：清透热邪，滋阴凉血，和解少阳。

主治：无名热或高热久治不退，体温 38～40℃。

此方是黑龙江省齐齐哈尔市陈景河教授的拿手方子，是陈老毕其一生总结的拿手方子，屡用屡效。下面介绍一则陈老的典型医案。

医案

王某，女，28 岁，1993 年 4 月 15 日初诊。自诉产后 3 天开始发热，体温 39℃，伴周身不适，厌食微呕，头晕乏力，经静脉滴注消炎药 7 天，热不退，诸症不减，伴口苦，便结，前来就诊。

症状：舌苔薄黄，舌质红，脉弦数无力。

诊断：妇人热入血室。

处方：柴胡清热饮，重用柴胡、黄芩。柴胡 50g，黄芩 50g，板蓝根 15g，党参 15g，白术 20g，法半夏 10g，甘草 10g，大枣 7 个。3 剂，水煎服。

柴胡清热饮，即小柴胡汤加白术 20g，本方更加板蓝根 15g。

复诊：热退大半，体温 37.5℃，诸症减轻，上药加减，再服 3 剂，药后热退身凉，病告痊愈。

古道瘦马按： 陈老运用柴胡清热饮治疗高热长期不退，体温 38～40℃时，一般皆重用柴胡、黄芩达 50g，均有效。若外感病后，低热日久不退者，可用柴胡清热饮加沙参、麦冬、生地黄。

治疗胃痛顽症的两个高效方

已故名医焦树德在《运用三合汤、四合汤治疗胃脘痛》一文中记录：在40多年的临床实践中，我常使用三合汤与四合汤治疗久痛不愈，或用他药不效的胃痛顽症，每收良效。

1. 三合汤

处方：高良姜6～10g，制香附6～10g，百合30g，乌药9～12g，丹参30g，檀香（后下）6g，砂仁3g。

主治：长期难愈的胃脘痛，或曾服用其他治胃痛药无效者，舌苔白或薄白，脉象弦，或沉细弦，或细滑略弦，胃脘喜暖，痛处喜按，但又不能重按，大便或干或溏，虚实寒热症状夹杂并见者，包括各种慢性胃炎、胃及十二指肠球部溃疡、胃黏膜脱垂、胃神经官能症、胃癌等所致的胃痛。

本方是以良附丸、百合汤、丹参饮三个药方组合而成，故名三合汤。其中良附丸由高良姜、香附组成，主治肝郁气滞，胃部寒凝所致的胃脘疼痛；百合汤由百合、乌药组成，主治诸气愤郁所致的胃脘痛；丹参饮由丹参、檀香、砂仁组成，是治疗心胸、胃脘疼痛的有效良方。

2. 四合汤

在上述三合汤中再加失笑散（蒲黄6～10g，五灵脂9～12g），四个药方合用，故名四合汤。本方主治同三合汤，兼有胃脘刺痛，痛处固定，唇舌色暗或有瘀斑，或夜间痛重，脉象沉而带涩，证属中焦瘀血阻滞者。

三合汤与四合汤为焦树德家传秘方。焦树德云："痛在心口窝，三合共四合。"三合汤善治虚实夹杂、气滞血瘀寒凝所致之胃痛日久不愈者。因其人患病日久，久病必虚，久病多瘀，又虚、瘀皆能致郁，因而临证每见胃痛日久之人，多为气血同病，虚实相兼，故焦树德以三合汤治之，切中肯綮，每多效验。四合汤是于三合汤中复加失笑散以增活血化瘀之效，用其治血瘀胃痛者，更为贴切。

古道瘦马按：上述两个方子是我临床上常用的，且疗效都很高。通过上述医话，我们看到名医在组方时都是很聪明的，把前人有效的方子集中起来，打歼灭战，组成新方，并把它变为自己的有效验方或秘方。我们要学习这种方法和思路，既简单又实用，对于临床经验不多的青年中医师来说，应该更为实用和易学。

（王幸福）

颈背疼痛要药

医案

万某，男，52岁，山西省榆社县人。2022年7月10日网诊。患者是我的大学同学，已经改行。1周前他给我发了个处方，诉其颈背僵硬疼痛，问我这个方子能不能用。

处方：钩藤、鸡血藤、葛根各30g，甘草10g，红花6g。

如果单看这个方子，治疗颈椎病没有什么不可以的。服用1周后，电话告诉我喝完药后基本无效，我说我给他开5剂药试试。

处方：桂枝加葛根汤加减。桂枝20g，白芍30g，甘草15g，葛根60g，片姜黄12g，防风10g，羌活15g。5剂，水煎服，早晚分服。

患者中午煎出药喝了1次，晚上微信反馈说喝了1次就基本好了！这药太灵了！

按：桂枝加葛根汤是治疗颈椎疼痛、僵硬的基础方剂，但是需要注意，方中葛根的剂量小了效果就不好，最少60g才起效，作用为解肌发表；加桂枝温通血脉经络，二者相辅相成，组成芍药甘草汤以缓急解痉。此方中有一对药，即片姜黄和防风，我原来的老师说过，此对药是治疗颈背疼痛的要药，本方用了以后效果果然不错！羌活祛风胜湿，治疗上半身及颈部头部疼痛。方小劲强，组合严谨，故而一剂止，二剂已。

（王幸福）

治疗小伙难言之苦"不性福"

一日门诊，进来一位男性青年患者，面色凝重，神情慵懒，目光游离，心神涣散……待其坐下，询问得知：32 岁，阳痿早泄，遗精 5 年之久。到处寻医问药，人参、鹿茸、淫羊藿、巴戟天……用之甚多，不但没有效果，反而病情加重，夫妻生活草草了事，日久其妻"心生怨恨"，苦恼异常。屏退其他患者，问曰：以前是否经常看黄色电影，是否有手淫史？患者称是。看病多了，一见精神萎靡，目光游离……这种人多有手淫史，日久导致神情涣散，头晕昏沉，精力下降。

随后告知要想治愈此病，需用心配合，并约法三章。

第一，一定要戒掉坏习惯，此病由心生，清心寡欲，戒房事 1 个月。

第二，饮食清淡，少食辛辣油炸食物，停服温补药物。

第三，调整心态，适当运动。

对方点头应允，吾为其辨证处方。

症状：阳痿早泄，遗精，头晕沉重，会阴胀微痛，滴白，舌苔黄，微厚，脉弦细数较有力。

辩证：心欲不遂，相火妄动。

诊断：阳痿、早泄。

处方：柴胡 15g，黄芩 15g，半夏 9g，党参 12g，知母 24g，黄柏 24g，生地黄 30g，山药 24g，山萸肉 15g，茯神 30g，泽泻 15g，牡丹皮 12g，黄连 9g，莲子心 6g，竹叶 12g，龙骨 30g，牡蛎 30g，芡实 15g，五味子 12g，金樱子 15g。7 剂，水煎服，每日 2 次。

复诊：患者很高兴，精神了许多，阳痿、早泄、遗精均有所好转。我告诉患者不要高兴得太早，需至少坚持 1 个月巩固。上方稍做调整，继续服药 1 周。

按：此病能取得效果，关键在于调心补肾。心欲不遂，日久必化热化火，心火及肾，相火妄动，此乃阳痿早泄之根源。师父王幸福在一次讲课中曾提及此事，阳痿、早泄、遗精问题，用莲子心、黄连、黄柏最有效，清心火，降相火，安心神，心神安宁，其病自愈。方中黄连、莲子心、黄柏、竹叶，清心除烦，清热利尿；茯神健脾安神；龙骨、牡蛎潜阳安神；知柏地黄汤滋阴降火，平复妄动之相火，犹如久旱大地一场透地雨，枯萎之禾苗亭亭玉立矣；柴胡汤疏肝解郁，气机畅达，疏泄久郁之火；龙骨、牡蛎、芡实、金樱子、五味子，定惊安神，收敛固摄，以固精关。

阳痿、早泄、遗精之症，用补阳药之所以无效，是因为患者为青年男性，阳常有余，阳器虽痿，非阳虚，乃阳郁也，阳郁日久，化热化火，灼伤津液，阳器痿矣。记得小时候跟母亲种地，给禾苗施肥。母亲在禾苗旁挖个小坑，这个小坑很有讲究，不能离禾苗太远，远了肥料不能充分利用，也不能太近，近了禾苗根系会被化肥烧坏。我跟着往小坑里撒化肥，肥料不能太多，多了烧坏禾苗，少了营养不足……盖上土，3天后大水漫灌……没几天，禾苗苗壮的成长。肥料离禾苗太近，施肥太多……禾苗被肥料烧的发黄，枯萎……种庄稼虽说是小技，但与治病有相似道理。青年男性患者阳痿早泄，不知心火、相火妄动所致，一见阳痿，助阳药乱堆杂投，与禾苗施肥太多、距离根系太近并无区别，致使心火、相火更加亢奋，伤津耗液，阳器焉有不痿之理？此时，需一场透地雨，禾苗亭亭玉立矣。

师父常教导我们，学医不要仅盯着课本上的知识，还要学点天文、地理，学习现代药理、解剖……多思，多想，多悟，举一反三，融会贯通，临证才有高效。

（王幸福）

王幸福治阳痿三则

医案 1：湿热阳痿

关某，男，40 岁。新婚不久，阳事不举，用了不少补肾壮阳的药，越补越痿，年龄大了想要孩子。心情郁闷，焦急烦躁，托朋友找到我处，要求中医治疗。

症状：身高 175cm，面略黑红，稍胖，舌红苔腻，脉弦滑，饮食正常，小便略黄，大便溏泄。

辨证：湿热下注，脉阻阳痿。

处方：四逆散合甘露消毒丹加减。柴胡 15g，枳壳 12g，白芍 15g，甘草 10g，藿香 10g，白蔻 10g，石菖蒲 12g，滑石 30g，茵陈 30g，木通 10g，黄芩 30g，连翘 45g，浙贝母 30g，薄荷 10g，射干 12g，晚蚕沙 30g。7 煎，水煎服。

复诊：舌淡红，苔已不腻，脉滑软。余症变化不大，效不更方，续服 7 剂。

三诊：舌淡红，苔正常，出现晨勃，好现象，上方调整，四逆散加减。柴胡 15g，枳壳 12g，白芍 15g，甘草 10g，蜈蚣 2 条，生水蛭 10g，当归 15g，阳起石 60g，淫羊藿 30g，枸杞 30g。7 剂，水煎服。

四诊：一进门就报告已能正常勃起，问能否同房？我说不着急，再吃完这 7 剂药就可以了。1 周后电联，房事已正常，停药，追访痊愈。

按： 阳痿一证，司空见惯的治疗是药物"伟哥"（西地那非）及壮阳中药，以这种思路治病，虽说能误打误撞，但疗效不高。中医治病一定要抓住病机，有针对性才能取效。此案是湿热下注，厥阴郁滞，故取四逆散疏肝理气，甘露消毒丹清热利湿，病因一除，肝肾阴虚显现，再调补阴阳，即收速效。在此要说明的是，中医治病一定要抓住病机，解决矛盾，不能不做分析，一见阳痿就大剂温补，犯实实之戒。阳痿一证，临床上老年多虚，青年多实，很常见，所以要多动脑，以证为准，施方用药，才能取得很好的疗效。

医案 2："三高"阳痿

刘某，男，38 岁。某建筑公司老总，通过朋友介绍找到我，请帮忙解决性欲问题。虽说现在事业有成，但总是高兴不起来，沮丧地对我说，当前主要是房事不行，不是早泄就是阳痿，也没有太大兴趣，最近越发严重，夫人很有意见。我听后一笑说：此是富贵病，好东西吃太多了，加之房事太频造成的，好解决。患者听后很高兴，问真的吗？我说是的。

症状：人胖高大，面白圆润，按脉滑实有力，舌淡苔腻，手掌肥厚，红斑相间，头发油腻，易乏易困，饮食二便基本正常。

处方：起痿丸和强力降脂丹。交替服用。

10 日后患者来电告诉我：你的药真好使，我现在已经有性欲了，而且能同房了，但是时间有些短。我告知不要着急，性事也不要太频繁，刚恢复，要休息养生，只有这样才能持久。患者连连答应，一定遵医嘱。1 个月后又见面，说现在都好了，一切正常，老婆也没有意见了。真的非常感谢我，还要请我吃饭。

按：此证虽说阳痿较严重，但病因比较单纯，肥胖多脂，中医称为痰瘀阻络，宗筋不举。治宜行气化痰，通络起阳。化痰用强力降脂丹〔牛黄粉、三七、水蛭、何首乌、穿山甲（代）、西洋参等〕，起阳用起痿丸（蜈蚣、水蛭、鹿茸、当归、高丽参、阳起石等），双管齐下，故见速效。因患者有痰瘀，故要同时降脂化痰，才能保证疗效。对于单纯肾虚亏损者可以只用起痿丸，温补肾精，兴阳起痿。

曾有一中年妇女来电与我诉说苦恼，其夫阳痿不举，几个月不能同房一次，求我想想办法。我听其言甚戚甚苦，答应为其夫治疗，开 1 个疗程的起痿丸。服用 1 周后，她打电话告诉我，以后有机会要来西安当面向我道谢。我答：不用了，只要你们幸福，我就高兴。

医案 3：肾虚阳痿

患者，男，36 岁，求治面鳌黑，纳差，阳痿等。说在别处吃了很长时间的药，补肾壮阳，活血散结，都不管用，特经人介绍找我诊治。

症状：面色黧黑，舌胖大，苔白腻，脉沉滑有力。患者手提一大杯水，不停饮用。询之，乃汽车培训教练，整日在外暴晒，同一环境下没见别人晒得多黑，而自己却黑得出奇。细观面部不仅黑，而且发亮湿润。

辨证：阳虚水泛证。

处方：小青龙汤合五苓散。桂枝15g，麻黄10g，干姜10g，白芍12g，甘草5g，细辛10g，清半夏30g，茯苓60g，猪苓15g，泽泻90g，苍术30g，羌活10g，草果10g，厚朴15g。10剂，水煎服，每日3次。

要求停止抱着水壶不停地喝水，渴了就喝，不渴不喝。

复诊：面黑略有变化，已转向黑黄色，舌仍胖大，苔腻略减，效不更方，坚持服用上方60余剂，面色已不黑，但比起正常人还差些，尽管这样患者已是很满意了，说终于告别了别人称呼自己为"黑哥"的外号。同时此间未用任何壮阳药，性功能亦恢复正常。舌质不胖大，舌苔亦转薄，基本告愈。

按：此案能成功治疗，还是辨证准确的结果，抓住水饮上泛的病机，从本治疗，同时这也是学习运用已故刘渡舟先生的经验。刘渡舟教授从事中医临床及教学工作50余载，在长期的医疗实践中积累了丰富的医疗经验。尤其是对水气上泛的疾病，诊断治疗独具创见。刘老认为本证临床表现有以下特征。

水舌：舌质淡嫩，舌苔水滑。这是由阳气虚弱，水气不下而上，津液不化所致。

水色：即面色黧黑或面见水斑。所谓水斑，即见于天庭、鼻柱两侧、两颧、两颐、颏部的棕褐色或黑褐色斑点，其色暗滞。由于水之色黑，水邪为患，故面色黧黑，且水寒久客，而心不华面，荣卫凝泣，故面生水斑。这种在临床上往往被认为是瘀血征象。

脉沉弦：沉脉主水，弦脉主饮，二者皆属阴脉，反映水寒为病。

我临床就是学习并吸取了刘老的辨证方法，不管什么病，只要辨为水饮证，就用温阳化湿，健脾利水之法，多收佳效。此病例就是明证，可以说这也是中医异病同治的不二法门。

（王幸福）

饭后饱嗝合并口气重

医案

王某，女，38岁，2017年12月19日初诊。

症状：食少，饭后打饱嗝，胃胀，不消化，口气重3年，服用奥美拉唑和消炎药无效，大小便尚可，舌淡苔白，脉双关浮濡。

辨证：胃虚食积，运化不利。

处方：旋覆代赭汤加减。旋覆花30g，代赭石15g，太子参30g，清半夏30g，大刀豆30g，枳壳15g，厚朴15g，生麦芽、谷麦芽各30g，炒神曲30g，炒山楂30g，生甘草10g，生姜10片，大枣3个。3剂，水煎服，每日3次。

12月24日复诊：呃逆胃胀减轻，但身上发痒。原方加黄连、黄芩各10g，蒲公英、连翘、地肤子各30g。6剂，水煎服，每日3次。

三诊：诸症消失，嘱香砂养胃丸善后。

张光按：此患者为胃虚呃逆，王老师以旋覆代赭汤为主加减，9剂药即解决了患者3年之苦。从食少、呃逆、胃胀可知，患者为胃气虚，脾胃运化能力差，致食物停留胃脘不化，胃气上逆导致打嗝不断。

旋覆代赭汤出自《伤寒论·辨太阳病脉证并治》："伤寒发汗，若吐，若下，解后，心下痞硬，噫气不除者，旋覆代赭汤主之。"此方有降逆化痰，益气和胃之功，主治胃虚痰阻证。临床运用辨证的要点有二，一胃胀，二噫气不断，即呃逆。复诊时患者打嗝症状缓解，但出现身痒，提示略有化热倾向，故在原方中加入黄连、黄芩寒热平调；加蒲公英、连翘清化郁热；地肤子祛风止痒。诸症消除后，以香砂养胃丸巩固疗效。

（王幸福）

顽固性腹胀用药思路

临床每见顽固性腹胀者，用药难以奏效，忆20世纪70年代中，本县老干部魏某，腹胀已30年，诸治不效，后余改用一方，原药味已记不清，约为消食健脾之药，诸药多炒为炭再煎服，数剂后顽疾竟愈，享年86岁而胀未复发。自此，余治胀每喜用炭药，有效者甚多。

1994年4月中旬，本院青年任某，少腹胀满已年余，形体消瘦，叩其少腹如鼓，时可见肠形，不能饮食，舌苔白厚，先予大黄附子泻心汤，2剂后泻下4次，腹胀除而数日又作如前，改用：苍术炭30g，枳壳炭30g，槟榔炭15g，干姜炭15g，肉蔻炭10g，木香炭10g。每日1剂。4日后腹胀全消，饮食复常，已数年未见复发。

余以为炭药治胀的原因有以下几点。

第一，炭为火煅而成之品，无水气而能防腐。腹胀多因胃肠有炎性变化，黏膜水肿甚或糜烂，组织腐败，炭可吸收其水湿，防其腐烂，易于恢复胃肠功能。

第二，炭可吸附恶味之气，每见做米饭因火过大而有焦苦味时，用木炭置饭中，则其焦苦味消除。腹胀多由胃肠功能不良，食物消化欠佳，而产生异常气体，炭可吸附之，减少异常气体以消胀。

第三，炭物多为碱性，可荡涤污垢，旧时农家常用草木灰淋水（所淋之水甚滑）代碱浣衣可证。用炭药之碱性且滑者，可荡涤胃肠中因久病所积之秽物，以利彻底治愈。

第四，以《辅行诀脏腑用药法要》五味理论核之，咸味与辛味同用，有除积滞之功，炭味咸，而治胀之药多为辛味药，如厚朴、干姜、肉蔻等，辛药制为炭，此炭之性本寓有咸辛之性，故具除积滞之功，积滞除则胀满消。（衣之镖《〈辅行诀五脏用药法要〉临证心得录》）

（王幸福）

两味药治愈疑难怪病

医案 1

患者，男，30 岁，10 年前因打篮球出汗后淋雨后得了哮喘，久经医治不见好转，吃了几车中药，输液不计其数，最后只有雾化加激素能暂时缓解。7 天前来我门诊购买雾化药品，可惜门诊没有，闲谈起来才知道他的病情，就是哮喘不得治，患者痛苦不堪。见此患者我想起来一则病例，是听郝万山老师所讲，早些年干部到北京开会，正值夏季，下车后走路很热很渴，到了开会地点打开水龙头喝了不少凉水，从此得了哮喘，久久不愈。最后由刘渡舟老师用栀子豉汤治愈。

该患者 10 年前打篮球淋雨出现哮喘病因与此病例是否同出一辙呢？既然久治不愈，那就试试吧，遂开栀子豉汤 7 剂，药味都是 15g，没收钱。

1 周后患者复诊，很是开心，区区两味药吃下去哮喘马上减轻很多！原方不变继续服用 7 剂，基本痊愈。

医案 2

本人，50 岁。

前段时间晚上和朋友一起吃羊肉锅子，有辣椒，喝白酒，散场后起哄要去唱歌，到了 KTV 又喝了几瓶啤酒，吃了点果脯，随即出现呃逆不止。回家后不以为然，但是之后呃逆不止十分影响生活工作，夜不得眠。

随即针灸合谷、内关等穴位，以为很快就好，但是不见好转，这下得认真考虑了，开始服用血府逐瘀汤、柴胡舒肝散、旋覆代赭汤、丁香柿蒂汤……始终不见效果。

后看书翻到张凤岐一段话，卒然呃逆，栀子豉汤治，如有恶心，加生姜即可。随即抓药赶快服下，当晚呃逆即止，此方妙哉！

按：《伤寒论·辨太阳病脉证并治》载：发汗吐下后，虚烦不得眠，若剧者，必反复颠倒，心中懊憹，栀子豉汤主之。栀子豉汤具有清热除烦、泻火凉血之功效，主治小儿痘疹、虚烦等。其实文中两个案例虽然症状不同，但是同时包括内有郁热、外受寒凉的病因病机，因此可以通用，服下即愈，效如桴鼓！

（张　虎）

面部红肿脱皮案

医案

杨某，男，55岁，山西五台人，2022年5月10日初诊。1年前双面颊及鼻部出现红肿，瘙痒，脱皮，经过各大医院及诊所治疗，外用药膏和内服中药无效，严重影响生活，无法出门谈生意，甚是苦恼。

症状：面部轻微红肿，脱皮，瘙痒，略有口干，二便正常。

处方：枇杷清肺饮合泻白散、温清饮加味。枇杷叶10g，桑白皮15g，地骨皮15g，当归12g，川芎10g，赤芍12g，生地黄30g，黄芩12g，黄连6g，黄柏10g，栀子10g，积雪草30g，甘草15g。7剂，早晚分服。

5月18日复诊：服药后症状加重，皮损部红肿严重，累及上眼睑浮肿。当时对于出现这样的情况百思不得其解，初诊的方子即使无效也不应该出现浮肿加重，问题出在哪里呢？

经过反复推敲思考，想到了麻黄在治疗皮肤病中有"火郁发之"的作用，随即又想到葛根汤。《医宗金鉴·伤寒心法要诀》："葛根浮长表阳明，缘缘面赤额头痛，发热恶寒而无汗，目痛鼻干卧不宁。"太阳未罢，又传阳明，太阳表邪怫郁，阳明肌热，为阳明经表病也。葛根表阳明，谓葛根汤主治阳明表病也。浮长，谓阳明之表脉也。

缘缘面赤连额头痛，发热恶寒无汗，目痛鼻干卧不得宁，皆谓阳明经之表证也。用葛根汤解两经之邪也。

该患者双颧骨部及眼皮红肿，可以理解为缘缘面赤，即发红，这就是满脸通红用葛根汤的原因。于是顺着这个思路拟方：葛根汤合白虎汤、泻白散加味。

麻黄10g，桂枝10g，白芍15g，葛根30g，甘草15g，石膏30g，知母10g，地骨皮15g，桑白皮15g，枇杷叶12g，徐长卿15g，牡蛎30g。

3剂，早晚分服。

由于初诊开出7剂药，效果不好，复诊只能少开点吃吃看。

1周后患者微信咨询，问是否需要继续服用几剂以巩固疗效。我当时想：什么巩固一下？还在治疗阶段，巩固是以后的事。问：现在怎么样了？答：已经痊愈！我愣了一下，让其拍照发给我看看，通过照片看出确实是好了……通过这个案例，让我深刻体会到什么是"方药对症，效如桴鼓了"！

按：该患者的用药思路无非就是清热凉血，活血消肿，或清肺热，因肺主皮毛。所以运用泻白散或枇杷清肺饮是再正常不过的方案。这两方也是治疗面部皮肤病包括痤疮的常用方剂但初疹疗效不佳。后复诊合上葛根汤以后效果明显，细思其中缘由，应该是阳明郁热，不得宣发，加葛根汤后正好起到宣发郁热的作用，故而效如桴鼓。其实笔者本人有个一直克服不了自己的用药障碍，那就是皮肤或皮损发红的时候内心比较抗拒使用麻黄、桂枝一类的热性药，通过此案终于突破了自己的错误思维，值得同行参考。

（巩和平）

不明原因手掌发黄案

上周随王老师出诊，有一名手掌发黄的患者前来看诊。患者称双手掌发黄多年，一直查不出来原因，既往没有肝病史，也没有吃什么特殊的食物，就是手掌发黄。此外，有口干口苦、便溏等症状，望诊眼白略发黄，因为没有西医诊断做参考，老师按照中医诊断思路诊为肝热脾寒，处方柴胡桂枝干姜汤加减。叮嘱患者去医院做肝功能检查，以确定肝脏是否有问题。

今天患者来复诊，称口苦口干、便溏改善很多，望诊眼白已不发黄，但手掌仍发黄。患者称上周去医院做了检查，但是忘拿报告，老师嘱其拿到后拍照发过来。病情有改善，本周守方不变，略作加减，继续服用。

目前这名患者还在继续治疗，待治疗结束后，将分享完整医案。

患者离开后，老师谈起多年前曾治疗一例不明原因手掌发黄的患者，当时老师将医案发到论坛，引发了同行的讨论，大家也都分享了不少自己的经验和见解，收获很多，现分享如下。

患者，女，54岁。最近双手掌发黄，全身、眼结膜及手背不黄，检查肝功能正常，亦无肝炎。听人说此症是一怪症，可能导致癌症，整天惶惶不可终日，慕名找到我求治。

说实在的，我看过黄疸患者，也知道《金匮要略》上有黄汗证，但双手掌发黄的疾病还是少见，也许是我见识不广，不识此证，于是我就用四诊八纲辨了起来。

症状：面色略暗，舌尖边发红，舌苔微腻，脉象双关浮滑、寸尺不足，口苦，右胁部隐痛，做过胆囊摘除术，细观双手掌发黄，手背、眼结膜及全身均无发黄，小便亦不短赤发热，大便正常。冬季汗少，睡眠、饮食还可以。无更年期综合征表现。

辨证：肝胆湿热，瘀积手掌。

处方：甘露消毒丹合茵陈蒿汤、猪苓汤。藿香10g，石菖蒲10g，白豆蔻 6g，滑石 30g，茵陈 60g，木通 6g，连翘 30g，黄芩 12g，射干 10g，浙贝母 10g，薄荷 10g，栀子 10g，大黄 15g，茯苓 30g，猪苓 15g，泽泻 30g，丹参 15g，郁金 10g。5 剂，水煎服。

交谈中得知：患者同单位还有几人亦是此症，患者先来探路治疗。该单位原为部队毛巾厂，于 3 年前倒闭，故不存在职业病。另外几个人都是做完胆囊摘除术后患此病。这是患者所述，所以一并写出，供大家分析参考，探讨到底是什么病。

该患者服完 5 剂药后，手掌黄略减。效不更方，又服 20 剂，痊愈。

吴章武：我会建议先查贫血、肝功能、传染病，查完了再用药。一般来说单独手掌发黄，现代医学多是①肝功能损伤诱发的血源性胆红素增加，皮肤黄染；②长期慢性贫血，尤其是缺铁性贫血的黄。这种黄略不同于黄疸的黄，黄疸的黄色深，贫血是黄白相间，按下去就白；③其他原因的色素沉着，染色很少见，反正我是没见过（长期叶黄素）。

（张　光　王幸福）

中医辨证治疗口干口苦

前几天网诊一位患者，女，50多岁，诉自己口苦多年，尤其是早晨起来，口苦得像吃了黄连一样，找了多位大夫，基本都是服药一两天有效，再往后就没效果了，而且越来越口苦。

我看了患者发过来以前服用的方子，基本都是龙胆泻肝汤加减，这也是意料之中，大部分中医大夫一听口苦，就会判断为胆火上溢，而龙胆泻肝汤是治疗肝火上炎、胆火上溢的名方，用之对证，可为何患者越治越重呢？

我又看了患者发过来的舌苔照：舌瘦红无苔，中间有裂纹，明显是阴虚火旺，也就是我们通常说的虚火，而服用龙胆泻肝汤越来越重的原因也在于此，龙胆泻肝汤是针对肝胆实火的，方中有清火的栀子、黄芩，故一时有效。但龙胆泻肝汤还有清热利湿的车前子、泽泻、木通，对于阴虚的患者而言，本来已经缺水，再去利水，从而导致病情越来越重。这如同我们煮粥，粥太稠了，一方面是火太旺，要撤火；另一方面是水太少，要加水，也就是我们中医讲的滋阴。所以治病时，一定要先辨虚实，对于口苦一症，要先搞清楚是水少了，还是火大了，才不至于南辕北辙，越治越重。于是我给患者开了杞菊地黄丸合一贯煎，这次应该能解决患者多年的口苦。

以上辨证思路是受王幸福老师"明目枸杞疗阴虚口苦"一文的启发，常文师兄也曾受老师此文启发，治好了自己久治不愈的口苦，并整理为医话，现将文章一并分享与此，仅供参考。

谈一下王老师写的"明目枸杞疗阴虚口苦"。本人近几年来一直口苦、口干、口臭，自己用药和寻求同行治疗均无明显疗效，曾经用过龙胆泻肝丸、左金丸、黄连、蒲公英、藿香正气丸等，均无明显疗效。也曾用过王幸福老师的治疗口臭方甘露饮、祛臊方，也无明显疗效，且多会导致腹泻这一不良反应。

一日阅读《临证传奇·叁》，其中有一篇"明目枸杞疗阴虚口苦"，看后思考一阵才明白自己真正的病因。因为我每天诊疗患者过多，有时一日可诊疗100余人，说话过多，口中津亏，所以导致口干，日久津液少，肝阴不足，口苦口臭日渐明显。这正符合王幸福老师书中所写的方义：《素问·奇病论》中论口苦，"胆气怫郁，气上溢而口之苦"，则知口苦为胆气上逆无疑。而胆气上逆之病机有不同，此胆气上逆乃肝阴不足所致也。因肝虚生火，火气上逆导致胆气上逆，追本溯源则肝阴不足是本，胆气上逆是标。所以屡用清热解毒，泻肝胆湿热等方法治疗均无明显疗效，原因是没有真正找到疾病的根本，肝阴不足，也就是中医所讲的辨证论治不准确。

我个人认为诊疗要点主要是口干、口苦、口臭，说话过多时会加重，患者主要集中于销售人员，或者老师这种言语过多的行业，银行的职员也会非常多，尤其是前台负责解释的讲述员。希望我应用王幸福老师的这一临床经验对大家日常的诊疗能有所帮助。

当初我也想过用养阴清肺汤来治疗，有疗效，但不明显。由此看来说话过多引起的口苦主要还是伤了肝阴。杞菊地黄丸从现代医学角度主要是软化血管，降低高血压舒张压的作用，软化血管的同时具有促进脑供血的作用。另外，此方临床治疗眩晕耳鸣的效果也非常好，最好是舌红少苔时使用，疗效更佳。最主要的辨证要点：说话过多时会口干，口苦口臭。也有很多人早晨起床口干口苦，多数是张嘴睡觉或打鼾。此类患者用杞菊地黄丸的疗效也非常好。

再次感谢王幸福老师对中医后辈的无私奉献，在我们给别人治好病的同时，也能够治愈自己的疾病。

（王幸福）

土鳖虫临床应用

土鳖虫为鳖蠊科昆虫地鳖或冀地鳖的雌性干虫体。

质量要求：以身干，虫体完整不碎，体表有光泽，虫体内无泥杂，气微腥，无臭气者为佳。

性味：咸，寒，有小毒。

功效：逐瘀，破积，通络，理伤。

主治：癥瘕积聚，血滞经闭，产后瘀滞腹痛，跌打损伤。

用法用量：内服煎汤 3～6g。

宜忌：孕妇忌服。

临床应用具体如下。

1. 治跌打损伤

顾山镇西陈巷陈某献一伤方：鲜土鳖虫 15g，参三七 6g（1 日量）。制法：取鲜土鳖虫，先放入瓷盆内停食静养 3 日，然后在清水内漂洗，去头足，取三七研细过 100 目筛，将两药同打和匀成糊剂。服法：取制成糊剂，用温热黄酒每日分 2 次冲服。连服 5 剂，伤痛消减。

1976 年 7 月 28 日，唐山丰南地区发生地震。8 月上旬，一部分伤员转来南通治疗，收治病员有肋骨损伤、骨盆骨折、四肢骨折，除了整复固定，均配合服用接骨续骨合剂。处方：炙土鳖虫 9g，骨碎补 15g，自然铜（先煎）15g，当归 5g，川芎 5g，续断 12g，红花 9g，赤芍 9g，炙甘草 5g。每日 1 剂，日服二煎。连服 3～4 周，X 线片示骨伤愈合。

2. 壮阳

本人在饲养土鳖虫过程中，将雄虫拣出来给鸡吃，母鸡吃了后发雄鸡样啼叫。我就取 40 只小白鼠，雄雌各半，平均体重 17g，分甲乙两组，甲组 20 只（雄雌各半），乙组 20 只（雄雌各半）。甲组常规饲料中加雄土鳖虫 40 只打烂拌入。乙组常规饲料中不加土鳖虫。然后各以 10 对（雌雄各 10 只）观察交配次数。结果甲组每小时平均交配次数为乙组的 3 倍。

徐某，男，35 岁，近年来出现阳痿，性功能低下，同房时阳事不举，精神倦怠，四肢冷感，舌质淡，脉虚细弱。用鲜土鳖虫（去羽足）10g，淫羊藿 20g，锁阳 15g，熟地黄 20g，川黄柏 15g，桂枝 10g，水煎服。每日 1 剂，日服二煎，连服 10 剂，四肢回暖，阳举正常。

3. 治坐骨神经痛

鲜土鳖虫（漂净）30 只，鸡矢藤 30g，白芥子（打）10g。水煎服，日服二煎。连服 7 剂，痛感消减。药考：市售䗪虫有两种，一种是土鳖虫或金边地鳖虫，为正品。另一种是龙虱科昆虫东方潜龙虱，混作䗪虫药用，属混淆品。进货验收时，应认真鉴别，区别使用。

师父：我临床上用土鳖虫治阳痿性弱就是从这里学的。潘纲先生现在约百岁了，一生从事中药工作，常年在基层。如果有条件了还可以加 10g 穿山甲（代）。

组方技巧

恩师在"高效方组成的思路"一文中指出：我们看到名医的组方都是很聪明的，就是把前人有效的方子集中起来，打歼灭战，组成新方，并把它变成自己的有效方或秘方……比如我治疗丹毒的有效方子就是龙胆泻肝汤加五味消毒饮，治疗崩漏的验方就是傅山治老年血崩方加山东名医张志远治崩漏的地榆白头翁贯众方，再如内蒙古名医李凤翔治崩漏的大量益母草方。几个方子合起来，组成自己的秘方……组新方时，一是把两个或两个以上的效方组在一起，不作加减；二是把几个方子的主药提出来组在一起……其实就是把一个名方中的主药加大剂量……

读罢此文，掩卷沉思。

识药，对药性、药品能充分了解是看好病的基本条件，就像打仗要有武器一样，药就是医者的武器；识方，为临证高效的重要环节，一个方子几味药组成，犹如兵家的阵法，在阵中每味药充分融合，作用发挥至最大。高效组方，就是结合患者病机把两个、三个，甚至更多方子有机结合起来，重点突出，把若干小阵组成大阵，阵连阵，阵挨阵，阵中有阵，重点药物如令旗，一呼而百应，顽疾土崩瓦解于顷刻。

自从学习此法以来，临床疗效大幅提高，试举一例。

医案

刁某，男，72 岁，2021 年 12 月 18 日初诊。胃热，反酸，胃灼热，胃胀，口干，喜冷饮，面部软疣多，活动时大汗淋漓，既往高血压、高血脂、糖尿病、脑梗死支架植入术后、冠状动脉硬化性心脏病，舌苔黄白厚腻，舌体胖大，有裂纹，脉不详（网诊）。

辨证：脾胃湿热，肝气郁结。

处方：黄连 12g，吴茱萸 3g，枳实 24g，白芍 30g，柴胡 24g，甘草 9g，旋覆花（包煎）15g，代赭石 30g，丹参 24g，檀香 12g，砂仁 9g，蒲黄（包煎）15g，乌贼骨 15g，薏苡仁 30g，沙参 15g。7 剂，水煎服，每日 1 剂。

复诊：胃热反酸减轻，时有心悸，出汗，嘱其测血压、血糖，均下降，建议密切监测，适当减量……先后四诊，整体感觉良好，胃已舒适，降糖药、降压药已停，面部干净。告知患者血糖、血压是慢性病，不可大意，仍需用药（在监测基础上）。

按：此患者本来治胃，调气疏肝，清胃热，用四逆散疏肝理气解郁，左金丸、蒲公英、蒲黄、乌贼骨，清肝泻热治胃酸；旋覆花、代赭石降逆止呃；丹参饮理气化瘀……几方组合，对控制血压、血糖竟如此高效，真是一箭三雕。细细想来，上方调理后，气顺了，热清了，血活了，机体代谢有续了，身体自然康健了。

（魏庆富）

面口歪斜案

医案

王某，女，45岁。

患者自诉洗澡后受风寒，第二天早上起床，突然面口歪斜，到医院输液10天，效果不佳，面口歪斜没有改善。后经人介绍到我处寻求中医治疗。我曾经看过王幸福老师的《杏林薪传》，记得有治疗这个病的方子和医案。于是照书中方法，用马钱子与白附子打粉外敷地仓穴，同时开师父教的中药麻葛牵正散内服，原方复制：生麻黄10g，柴葛根30g，白附子10g，全蝎10g，炒僵蚕10g，蝉蜕15g，生黄芪30g，防风10g，荆芥10g，当归10g，川芎12g，桂枝15g，赤芍15g，白芷12g。7剂，水煎服，每日3次。1周后病情改善一半。

复诊：在师父的麻葛牵正散原方基础上，把黄芪量加到60g，又加了老鹳草30g，同时还开了老鹳草外熏洗。

患者昨天报喜，基本恢复如常，嘱咐患者服用甲钴胺和维生素B_1以善后！感恩师父大爱传承！

（夏文芹）

专治提不上裤子的腹泻

一位老年男性，面容憔悴，声低懒言，步履蹒跚，看上去弱不禁风，同事带着来到诊室。患者半年前做过结肠癌手术，术后引起腹泻，化疗过程中腹泻加重。渐渐肛周疼痛，2个月前反复出现脓肿。1周前又做肛周脓肿手术，怎奈腹泻次数越来越多，严重影响修复，特来诊。

这之前曾到处求医问药，看患者之前处方多为补中益气汤、归脾汤、四神丸、参苓白术丸、益生菌等，效果不佳。

症状：腹泻，日20多次，里急后重，泻后肛周热痛，大便稀伴黏冻状物，舌细有条型裂纹，无苔，脉弦硬有力。

辨证：脾胃阴虚，湿热内扰，内膜受损。

处方：苍术60g，山药120g，牡蛎60g，乌梅15颗，五味子15g，木香12g，黄连9g，地榆30g，薤白30g，鸡内金12g，焦神曲30g，石榴皮30g，蒲黄炭15g，大黄炭6g。3剂，水煎服。

方子开出，我心中不免上下忐忑，直到5月5日接到患者儿子电话，说效果很好，没有不良反应。服药第二天就有所好转，泻下四五次，现在每天三四次，肛周疼痛也好了许多，要求原方再开3剂。本次治疗初诊为4月27日，复诊5月5日，前后7天，喝了3剂药，竟有桴鼓之效，快哉！快哉！

按：分析上方组合之意。师父在"苍术——止泻灵药"一文讲到苍术的功效，一般泄泻患者肠中水气较盛，且肠道水肿，非用燥药吸干不可，这就和地面水滑，光扫地吹风不行，还要洒上炉灰才能很快吸干的道理一样，取其燥湿止泻作用，炒苍术作用尤强。

山药，又名薯芋，张锡纯一味薯芋饮治疗泄泻，效果良好。山药补肺脾肾三脏，尤其适合脾胃阴虚泄泻等证，药性平和，用量宜大。

看到幸福老师治疗泄泻常选牡蛎，之前一直不解，直到学习《温病条辨》中一甲煎主治温病下后，阴液大伤，大便溏稀后才明白，牡蛎为阴虚泄泻专药。

乌梅、五味子、石榴皮酸以生津养阴，涩以止泻，防燥药伤阴；再加黏膜修复专药——苍术，其富含维生素 A，外能修复皮肤，内能修复消化道黏膜；鸡内金，助消化药物，鸡胃之内膜，根据以脏补脏，以膜补膜理论，修复消化道之内膜；地榆，解毒止血，外用修复烫伤之皮肤，内用亦可修复消化道之内膜；蒲黄，活血利水止血，是师父修复消化道黏膜之专药，炒炭以加强作用；木香、薤白里急后重专药；黄连，清热燥湿止泻，小量能健脾胃；大黄炭，治顽固不愈之痢疾，痢下白黏冻，效果突出。全方组织合理，专药突出，所以收效较速。

中药不传之秘在于量，师父王幸福为人随和，治学严谨，一丝不苟，不仅传授用药经验，还传授我们量效关系，专方专药从不私藏，故学生们临床治病才有高效。再次感恩师父教诲！

（魏庆富）

股骨头坏死案

医案

张某，女，52岁。

患者股骨头坏死3年多，开始只是腿痛，还能走路，没有很好地接受检查治疗，痛时医疗站给些止痛药对付一下。谁知越来越严重，以致现在痛得无法站立、行走。经某县医院和某省级医院X线检查，诊断为双侧股骨头坏死兼右侧脱臼，院方要求做换股骨头手术，费用颇昂。因经济拮据，特请中医治疗。

症状：中等身高，面黄，来时拄双拐，走路蹒跚，疼痛难忍，坐下艰难。舌淡苔薄白，脉沉细无力，饮食一般，大小便正常。从久病易虚，肾主骨髓着手处方。

处方：阳和汤合八珍汤、封髓潜阳丹为主加减。生地黄、熟地黄各25g，淫羊藿30g，杜仲15g，川续断15g，骨碎补30g，黄柏25g，砂仁6g，怀牛膝15g，制龟甲15g，生黄芪60g，当归15g，太子参15g，苍术10g，陈皮10g，土鳖虫10g，制乳香、制没药各10g，生甘草10g，赤芍15g，川芎10g，威灵仙15g，天冬15g，紫菀15g，蜈蚣3条，全蝎10g，鹿角霜30g，石斛45g。30剂为1个疗程，水煎服。

复诊：已不甚痛，能不用双拐走10余步。效不更方，又服2个月，已基本不痛了，能慢慢行走。复查X线片见股骨头原先坏死部位密度增加，股骨头骨质清晰，边缘圆滑，其骨质破坏区已不能清楚看出，建议骨科右侧脱臼复位。后又服3个月丸药，基本治愈，行走如初，能操持一般家务活动。患者万分高兴。

按：临床上治疗痈证，以仙方活命饮为主，大多有效。我常用大剂当归补血汤合五味消毒饮加桔梗、皂角刺、穿山甲（代）等治疗，很快就能治愈。但对阴疽的治疗，如深部脓肿、骨髓炎、骨结核、股骨头坏死，确非易事。这些病基本上属于中医学无头疽范畴。无头疽毒邪多深伏，正气虚惫，排脓无力，治疗不宜用寒凉之品。寒凉可使毒邪郁遏于内，更不利于托毒外出。因此，根据临床多年经验，治疗原则应补益气血，使其移深居浅，毒邪达外。方宜以阳和汤或八珍汤为基础，加生黄芪、穿山甲（代）、皂角刺之类，气血双补，活血散瘀，消肿散结，以利托毒排脓。

骨髓炎、骨结核、股骨头坏死与肾有关，肾主骨，肾足则骨健，故在治疗股骨头坏死与骨结核中，多加骨碎补、川续断、狗脊、龟甲、鹿角霜、狗骨等补肾强筋骨药，以利被破坏的骨质再生，使功能障碍恢复正常。骨髓炎、股骨头坏死严重者多有功能障碍，甚者有畸形。我多在该病愈后，予壮筋骨、通经活络之品进行调理，对功能恢复确有效果。

我曾在临床上用此方法治多例骨结核、骨髓炎、强直性脊柱炎等，均收到良好的效果，证实此类病并非不治之症或必须手术。中医在这方面确有长处，吾辈有责任发扬之。

（王幸福）

神昏痿弱案

今日门诊又是满满的号，头大，一直听着门口有个老年大叔大声训斥一个患者，叫他坐起来别睡、别睡……终于轮到他，老人家连拉带拖把年轻人塞到桌子前的凳子上。

询问姓吴，男，48 岁，鼻咽癌放化疗后 5 年余，现嗜睡，精神异常，伴有头晕、耳鸣耳胀，乏力纳差已 3 个月余。放疗科大夫复查没有问题，全部指标正常，但是天天像"烂泥"一样扶不起来，吃完睡，睡又睡不好，大便正常，放疗科大夫建议来我科门诊。

症状：舌体非常淡胖，苔白稍腻，脉濡细。

处方：归脾汤合五苓散加减。当归 10g，炒白术 20g，党参 30g，黄芪 30g，茯神 10g，远志 10g，酸枣仁 15g，木香 5g，龙眼肉 15g，干姜 10g，大枣 20g，茯苓 15g，泽泻 15g，猪苓 15g，桂枝 10g，陈皮 5g，石菖蒲 15g。7 剂，每日 1 剂，水煎服。

复诊：其父亲进来就说，"吴医生你开的那个药好，再开十几剂吧，他喝完我看效果那么好，我跟着也喝。"我有点哭笑不得，"药不能乱吃，不一样啊，阿叔他上次怎么了？"老人说，"上次他像个酒鬼一样被拉进来的，你不记得了。"再看看眼前站得笔直的帅小伙，我突然反应过来，原来是他，确实好了不少，老人说第 1 剂药服后就开始精神了，现在胃口好、睡眠也好多了，精神也不异常了。按证给药，真得太神效！

按： 患者鼻咽癌放化疗后，出现乏力、纳差、舌淡、眠差的心脾气血两虚，符合归脾汤证，嗜睡、头晕、耳鸣、耳胀、舌胖大，苔白腻，水湿上蒙清窍。见舌胖大即是五苓散证，加陈皮理气，避免归脾汤证的滋腻，石菖蒲强化清窍之痰。一诊彻底改善，辨证准确非常重要。

（吴依芬）

失眠案

医案 1 是王幸福老师弟子吴医生在老师指导下治疗自己失眠的经过及用方思路，供同行及读者参考。

医案 1

吴某，女，44 岁（本人也是中医）。

反复失眠半个月余，伴有右上臂钱币大小神经性皮炎。半个月前，由于工作任务重，心急很难完成，每次躺在床上就感觉心慌，难以入睡，想着应该是焦虑所致，自己口服一些中成药逍遥散，平时练八段锦，睡前有时听冥想曲，效果均不好，需要服用思诺思（酒石酸唑吡坦片）入睡。

症状：失眠，心慌，焦虑，舌红苔薄，脉细数。

想着黄连阿胶汤应该适合我这种阴虚火旺型，考虑到近期合并心慌，还是问问王老师更保险，每次自己给自己看病都没什么信心。

王老师回复，柴芍龙牡汤合黄连阿胶汤加酸枣仁 90g。如获至宝，赶紧给自己开方如下：柴胡 10g，炒白芍 30g，生龙骨 30g，生牡蛎 30g，黄连 15g，黄芩 10g，白术 20g，阿胶（烊化）9g，茯苓 20g，玉竹 10g，远志 15g，木香 10g，甘草 10g，防风 10g，蝉蜕 15g，酸枣仁 60g。7 剂，每日 1 剂。

喝到第 3 剂时，睡眠就已经明显改善，不需要吃思诺思，行睡眠质量监测达 90 分，喝到第 5 剂时，就连中午半小时躺在床上也能睡着，这在以前是很难的事。7 剂喝完，今天开会有空摸摸手臂，一小块粗糙的地方也光滑如初，丝毫感觉不到当时得过皮炎，不禁感叹王老师的厉害及中医之伟大，更坚定我要好好学习的信心。

按：柴芍龙牡汤独创于陈源生，陈老是重庆市中医研究所已故名老中医，一家三代业医，扎根于民间，疗效卓著，堪称医林高手。柴芍龙牡汤是根据张仲景《伤寒论》柴胡加龙骨牡蛎汤化裁而成，原方由柴胡、黄芩、半夏、人参、龙骨、牡蛎、茯苓、铅丹、大黄、桂枝、生姜、大枣十二味药组成，为伤寒八九日误用攻下致变坏证而设。其证"胸满烦惊，小便不利，谵语，一身尽重，不可转侧"，是阴阳错杂之证，所以遣方也用攻补错杂之药。仲景列出的"胸满烦惊"等系列症状，包括了现代医学神经系统、循环系统部分疾病及某些精神疾病的临床表现。

陈老所拟柴芍龙牡汤（柴胡 12g，白芍 24g，龙骨 24g，牡蛎 24g，玉竹 15g，茯苓 12g，甘草 6g），药简效宏，临床上对现代人焦虑、工作压力大等引发的紧张失眠疗效确切。此外，王老师临床常用此方治疗焦虑症、抑郁症，疗效显著。

黄连阿胶汤出自《伤寒论》，属安神剂，针对病机为心肾不交，具有滋阴散热之功效，主治少阴病，心中烦，不得卧。本证心火独亢，肾水亏虚，治应泻心火，滋肾阴，交通心肾，故加入黄连阿胶汤。考虑我本人素有胃炎，容易胀气，原方加了木香，此外还有便秘，学习王老师经验加生白术健脾通便；针对皮疹，加防风、蝉蜕；最近感觉记性差一些，加远志增强记忆力。此次喝中药没有胃痛过，胃肠比较舒服，疗效也是出乎意料的好。

各抒己见

我很好奇，此方是否需要加鸡子黄以及加和不加的区别，遂在学习群内询问。

陈光莲师姐：需要加鸡子黄，等药物稍温再加，不容易形成蛋花破坏有效成分。

张博师兄：需要加鸡子黄，《本草再新》载："补中益气，养肾益阴，润肺止咳，治虚劳吐血。"现代研究，鸡蛋黄中的卵磷脂、甘油三酯、胆固醇和卵黄素，对神经系统和身体发育有很大的作用。卵磷脂被人体消化后可释放出胆碱，胆碱可改善各个年龄组的记忆力，还可以对抗精神焦虑，另外鸡子黄还有调整血脂作用。

> **巩和平**：调节自主神经类的柴胡龙牡汤及安神类药，其实就可以治疗神经性皮炎。另外，黄连阿胶汤也是治疗皮肤病的良方，如神经性皮炎、红皮型牛皮癣。

（吴依芬）

医案 2

王某，女，59 岁，2022 年 8 月 12 日初诊。

症状：失眠。近十来日睡不着，有时一夜无眠。视物模糊，儿子未婚心理压力大。舌尖边红，苔厚腻，脉不详（网诊）。

处方：温胆汤加减。竹茹 15g，枳壳 15g，陈皮 15g，清半夏 15g，法半夏 15g，茯神 30g，生甘草 10g，首乌藤 45g，金雀根 30g，珍珠母 50g，百合 30g，醋延胡索 30g，酸枣仁 30g，川楝子 10g，大枣（切）6 个，淮小麦 30g。5 剂，水煎服，每日 2 次（中午饭后 1 次，晚上临睡 1 次）。

2022 年 8 月 18 日患者家属反馈：我姑姑的睡眠调理得很好，因为效果好她又多吃了 1 周，现在中午和晚上都睡得很香，情绪也好了很多。她让我一定要代她谢谢您！

张光按：此案是网诊，脉不详，但并不影响诊断，从舌尖边红、苔厚腻即可诊断此患者主要是痰火扰心、心神不宁导致的失眠。以温胆汤为主清热化痰，再加王老师治疗失眠的专药首乌藤、金雀根；舌尖边红为心火旺，以百合清心火。此外，患者失眠还有精神方面的因素，因儿子未婚压力过大，故加川楝子疏肝，合甘麦大枣汤安神宁心；视物模糊为肝血虚，加酸枣仁养血安神。另，方中加延胡索并非用于止痛，王老师临床发现凡止痛药都有安神的效果，如延胡索、鸡矢藤；同样，半夏也有止痛、安神的作用，但临床使用时用量要够，王老师用半夏治疗失眠一般 30g 起步，老师临床习惯清半夏、法半夏各 15g，效佳。

（张　光）

活用乌梅丸治疗 TKI 药物不良反应

医案

杨某，女，确诊乳腺癌肺转移4年余，现用吡咯替尼、来曲唑治疗，出现水样泻1周，伴有面部皮疹、腹鸣、纳差。查体见颜面潮红，皮疹似青春痘样，有小浓点，舌红，苔薄白后半部腻，脉弦细。此症状为TKI（酪氨酸酶抑制药）的药物常见不良反应，上热下寒，曾请教过王老师，王老师说乌梅丸正是上热下寒的良方。

处方：乌梅丸合过敏煎加减。乌梅15g，干姜5g，花椒5g，细辛6g，肉桂10g，当归15g，五味子15g，薏苡仁30g，山药40g，防风10g，炒鸡内金15g，乌梢蛇15g，仙鹤草30g，升麻10g，苍术30g。7剂，每日1剂。

复诊：从服药第二天开始大便就基本恢复正常，大概2周后皮疹消散，目前没有明显不舒服。

按： 乌梅丸中清热的药物有黄连、黄柏，考虑患者下寒症状显著，属于急性期，故减去黄连、黄柏，加强有温中收敛作用的干姜、花椒和细辛；因担心皮疹上热的问题故减去附子；党参热燥，考虑患者久病给予补气收敛更强的仙鹤草替代；当归补血柔肝；肉桂替代桂枝加强温中功效。患者舌苔后半部分腻，给予鸡内金、苍术健脾祛湿开胃，加山药和薏苡仁，以祛湿健脾，这也是考虑久病化疗伤脾胃；升麻提气止泻；防风、乌梅、五味子、乌梢蛇有过敏煎之意，治疗上焦热之皮疹，达到治疗皮疹目的。

（吴依芬）

救命之方"强心汤"

2022年4月13日上午门诊，院领导带着其同学母亲颤颤巍巍的来到诊室。患者，女，79岁，身形干瘦，面色晦暗，倦怠乏力，声低懒言，胸闷气短，心慌心悸（心里不着调），动则加重，双下肢凹陷性水肿，按之没指，已5年之久，最近1个月加重。舌苔厚水滑，舌质紫暗，脉沉细结代。简单问诊得知患者曾经是乡医，平素生活讲究，一日两餐，无不良嗜好，5年前曾因冠状动脉粥样硬化性心脏病（简称冠心病）住院。

本想让患者做全面检查，了解一下身体状况，心肺功能，排除肝肾性水肿，家属婉拒，求几剂中药一试。只能硬着头皮接诊。

诊断：冠心病、心力衰竭（西医）；胸痹，水饮凌心（中医）。

处方：枳实15g，丹参18g，葶苈子9g，茯苓30g，猪苓15g，泽泻15g，泽兰15g，炒白术24g，薏苡仁24g，车前子12g，桂枝18g，甘草9g，龙骨24g，牡蛎24g，淫羊藿15g，红景天15g，淮牛膝15g，当归12g，白芍12g。7剂，水煎服，每日1剂。同时嘱患者调整饮食习惯，一日两餐改为一日多餐，减轻心肺负担。

复诊：患者一进门就笑着感谢，"太谢谢啦，我好多了，喝药后尿量增多，当晚就尿了一痰盂，肚子咕噜噜的，放屁很多。我都不好意思，一直连续了4天。腿肿消了很多，身体也有劲了，不胸闷心慌了，太谢谢了！"我也很高兴，按诊脚踝，微肿，舌苔已干净，脉较前有力，仍有结代，惟呃气，加大枳实24g，加黄芪30g继续服药。

按：此方如此高效，是跟师学习的"强心方"。初识"强心方"枳实、丹参、葶苈子，不屑一顾，认为这个小方子怎么能强心呢？自古强心方用生脉饮、真武汤、四逆汤、参附汤等。1个月前拜会恩师王幸福，老师当面详解，对方子理解更深刻，所以临床上大胆果断应用，立取实效。

枳实自古公认为可破气散结，但现代药理研究发现，其能加强肌肉收缩，尤其是空腔脏器，故而能加强心肌收缩，排血量增大，促进代谢以强心；丹参，活血化瘀，改善冠状动脉血流，降低心肌耗氧量，也是公认的；葶苈子，泻心肺之积水，现代药理研究证实有明显的强心利尿作用。三药组方，强心利尿作用强大。五苓散、泽兰、车前子、牛膝，健脾温阳利水。泽兰、牛膝、丹参活血药，配伍于利水药中，相辅相成，大大提高疗效。桂枝甘草龙骨牡蛎汤，温通心阳，安神定悸。淫羊藿、红景天，益气温阳，运药以行。当归、丹参、白芍，养血和血通络。方证相映，丝丝入扣，效如桴鼓。

（魏庆富）

急性乳腺囊肿案

汤某，女，30岁，陕西省西安市人，2022年5月26日初诊。

患者于2022年5月26日由母亲陪同就诊，自诉4天前左胸靠近腋下部位突然肿起来，目前仍肿痛不能触碰，随即到西安市某医院拍片检查，诊为乳腺囊肿。医生开了消乳癖胶囊、逍遥丸、头孢类等药，服用4天后肿痛未消，到医院复诊，医生建议手术治疗，患者惧怕手术，故而转中医治疗。

症状：左乳侧囊肿按压疼痛4天（乳痛）；梦多，脉右弦左弦细；舌淡，苔薄。

处方：当归补血汤合五味消毒饮加减。当归15g，生黄芪30g，夏枯草30g，蜂房10g，连翘30g，忍冬藤30g，蒲公英50g，紫花地丁30g，野菊花30g，香附10g。7剂，水煎服，每日3次。先服药3天，如果囊肿渐消，可继续服中药；如果病情趋于严重，即刻去医院手术。服中药期间停服其他药物。

6月7日复诊：7剂药服完，囊肿已消90%，仅余微小囊肿，触诊不痛，想继续服药。此外，平时还有月经不调，月经量少等症，希望一并治疗。

处方：四逆散合当归补血汤、五苓散。当归15g，生黄芪30g，蜂房10g，柴胡10g，枳壳10g，白芍15g，生甘草10g，陈皮15g，泽泻15g，茯苓30g，猪苓15g，鸡血藤30g，桂枝15g，苍术15g，生姜6片，大枣3个，积雪草30g。7剂，水煎服，每日3次。

张光按：患者初诊时肿痛异常，且急性发作，属热毒壅盛，以五味消毒饮为主方，清热解毒；囊肿恐溃脓发炎，加当归补血汤托毒外出，再加专药蜂房、夏枯草软坚散结，加香附疏肝理气。复诊患者囊肿基本痊愈，热毒已去，去五味消毒饮不用，加四逆散调理气机，五苓散温阳利水，继续巩固治疗。

王老师临床治疗痈疡肿毒属热证（即现代医学所谓的炎症），除用五味消毒饮清热解毒，必加当归补血汤，且必须重用黄芪，取其托毒外出之效。老师认为，虽为热毒，如果单纯用凉药，容易使热毒郁遏于内，难以发散出来，进一步导致病情恶化。患者在医院检查后，用了大量消炎药，病情却未减轻，就是这个道理。

以五味消毒饮配合当归补血汤，一方面清热解毒，另一方面托毒外出，里应外合，是为治本之法。老师临床用此法治疗多例急性炎症，几无失手。

（张　光）

静脉曲张案

刘某，女，65岁。

症状：下肢静脉曲张2年，医院要求手术治疗，患者害怕，故求治中医。查双下肢静脉弯曲，发紫，鼓起如蚯蚓。平时腿胀酸困，不能长时间步行。现头痛，脉弦滑，舌红苔白。饮食二便基本正常。

诊断：筋瘤（中医）；中度静脉曲张（西医）。

治则：补气活血，养阴濡筋，软坚散结。

处方：生黄芪150g，当归30g，枸杞30g，菟丝子30g，丹参30g，怀牛膝15g，赤芍25g，昆布25g，海藻25g，僵蚕12g，地龙10g，生甘草15g，忍冬藤30g，牡丹皮12g，栀子12g，川芎30g。7剂，水煎服，每日3次。

复诊：腿胀酸困减轻，鼓起静脉平整，可以走1000米左右无碍，头已不再疼痛。效不更方，去川芎，忍冬藤加至60g。10剂，痊愈。

按：此证治起来比较顺利，主要是患者的静脉曲张比较轻。气虚无力推动血上行故用黄芪、甘草；静脉属筋血虚不营筋，且肝主筋，故用当归、枸杞、菟丝子等滋之濡之；血瘀则聚，故用丹参、赤芍、川芎，兼热用牡丹皮、栀子；静脉成团宜散之，故用海藻、昆布、僵蚕等；忍冬藤、地龙通络；牛膝引药下行。全方组织合理，重点突出，用药适当，故收效较快。因此病例较轻，治疗也快，如重者则需时日，但治疗原则不变，此点不可不知。

（王幸福）

更年期引发的高血压案

肖某，54 岁，女，2022 年 2 月 22 日初诊。

症状：更年期高血压，失眠，烦躁，脉弦滑尺弱，舌胖大有齿痕，苔薄白。

处方：二仙汤加减。淫羊藿 10g，仙茅 6g，巴戟天 12g，当归 10g，黄柏 20g，知母 20g，女贞子 15g，墨旱莲 15g，生龙骨 30g，牡蛎 30g，怀牛膝 15g，栀子 10g，炒酸枣仁 60g，首乌藤 30g，菊花 15g，菟丝子 30g，杜仲 30g，川续断 15g，制龟甲 15g，茯苓 30g，泽泻 30g，干姜 10g，砂仁 10g。7 剂，水煎服，每日 1 剂。

患者于 2022 年 3 月 2 日、17 日、25 日共复诊 3 次，症状不断减轻。2022 年 4 月 11 日微信反馈如下：王医生早上好！这次药我吃了 11 次，血压舒张压 78mmHg，收缩压 130mmHg 左右。雌二醇屈螺酮片停了 11 天了，地西泮每次 3/4 片。麻烦您有空帮我重新开个方，方便时通个电话，感谢！

按：此患者进入更年期后才出现高血压，且前期西医治疗主要是补充雌二醇，用药期间血压正常，一停药血压又升高，说明高血压与更年期有关，故处方以二仙汤为主加减治疗。此患者共计服药 30 余剂，血压基本恢复正常，失眠、烦躁等症状一并痊愈。

低血压头昏头痛案

医案

张某，女，36岁。

症状：低血压，血压 80/50mmHg，头昏沉疼痛，心烦无力，困乏，中午尤甚，入睡困难、易醒，四肢冰凉，食欲不佳，性欲冷淡。腰痛，月经持续十几天，量少。便秘、痔疮脱肛便血。网诊脉不祥。曾遍访名医，医以补中益气汤、桂枝汤、麻黄汤之类处方，初觉稍有缓解，一停药即恢复原状，在网上看到王幸福老师治疗低血压医案，遂就诊。

处方：当归补血汤合理中汤、阳和汤。生黄芪 30g，当归 15g，太子参 30g，白术 30g，干姜 15g，桂枝 15g，肉桂 10g，生甘草 30g，枳实 15g，陈皮 10g，生麻黄 10g，川芎 10g，北五味子 15g，熟地黄 30g，卷柏 15g，栀子 10g，生姜 30 片，大枣 10 个。7 剂，水煎服，每日 3 次。

服完 7 剂，头昏头痛缓解，睡眠改善，效不更方，继服 10 剂。

张光按：此患者低血压，头昏头痛，又有月经周期长，月经量少，脱肛诸症，显而易见为气血虚之故，以当归补血汤合理中汤益气养血，补益中气。患者又有四肢冰凉，性欲冷淡等症状，为阳虚之候，以阳和汤温阳散寒；心烦加栀子，便血加卷柏。熟地黄补肾，枳实升压且可治疗脱肛，一药两用。方证对应，再加专药增强疗效，故 7 剂即显效。

（王幸福）

肛周脓肿案

医案

贾某，男，51岁，山西晋中人，2020年10月初诊。肛周痒痛3年，前天和朋友喝酒后第二天肛周肿痛加重，服用消炎药无效，遂去医院就诊。医院诊断为肛周脓肿，建议手术治疗，于是打电话给我咨询，希望给个治疗意见。我建议先服用中药3天，如果可以的话免除手术之苦，患者表示愿意接受。

症状：肛周疼痛肿胀，无法端坐，据他描述肛周像垫了一块石头，又痛又硬，已经痛得无法睡觉了，便不干，脉不详。

处方：温清饮加味。当归12g，川芎10g，赤芍15g，生地黄30g，黄连10g，黄芩20g，栀子15g，黄柏12g，大黄9g，皂角刺15g，薏苡仁60g，蒲公英30g，连翘30g，川牛膝12g，黄芪45g，防风10g。3剂，水煎服，每日3次，分服。

患者服药的第二天给我打电话反馈，疼痛已减轻一半，局部变软，嘱其继续服用。3天后疼痛消失，只是局部有点不舒服，告诉患者继续照方抓药再服3剂，彻底治愈，至今未见复发。

按：温清饮出自龚廷贤《万病回春》，是治疗妇科经血带下小腹痛不止的方子，临床中我扩展和延伸其作用，只要有红肿热痛就可以用。该患者肛周红肿胀痛，也符合其作用范围，跌打损伤用了以后消肿很快，那肛周脓肿是不是也会有效？本着清热解毒，消肿散结，活血化瘀的治疗原则，加了排脓消肿的生薏苡仁，散结消肿的皂角刺，推陈出新兼活血的大黄，引药下行兼活血之川牛膝。由于是网诊，不好确定是否有痔疮，还是用了王清任先生的黄芪赤风汤。首次用药竟然效果出奇，为患者免除了一场手术。

（巩和平）

紫石英治疗多囊卵巢综合征

我在临床中治疗妇女多囊卵巢综合征常选用李广文先生的石英毓麟汤：紫石英15～30g，川椒1.5g，川芎6g，川续断12～15g，川牛膝12～15g，淫羊藿12～15g，菟丝子9g，枸杞子9g，香附9g，当归12～15g，赤芍、白芍各9g，桂枝6g，牡丹皮9g。

李氏认为：方中紫石英为主药，用以温补肝肾；淫羊藿补肾壮阳；川椒专督入脉，温肾补火；菟丝子、川续断补肝肾，调阴阳；枸杞子补肾养肝而生精血；当归、白芍补血养阴调经脉；川芎、赤芍养血活血；加香附理气；用桂心补阳温中通经脉；配牡丹皮凉血活血消瘀，且制约温热药之燥性；伍川牛膝活血通经，功专于下。诸药合用，共奏温肾养肝，调经助孕之效。

肾为生胎之元，肾虚则胎孕难成，故治疗女性不孕从肾入手，是古今医学家公认之法。中医学之肾的功能包括了现代医学的泌尿系统、生殖系统等。《内经》云："冲为血海。""太冲脉盛，月事以时下，故有子。"说明肾气冲盛是卵巢功能正常的基础，肾与排卵功能及受孕有直接关系。排卵功能障碍的不孕患者，都有不同程度的肾虚表现。方中的主要补肾药对促排卵有疗效，如紫石英用于排卵功能低下的妇女，经阴道细胞涂片查卵巢功能，发现雌激素水平升高，用于无排卵性月经的妇女，可使原基础体温的单相型变为双相型（说明排卵）。动物实验及临床证实，此药确有兴奋卵巢功能、提高性欲的作用。淫羊藿也有明确的上述作用。温肾药物加养血活血药可以促使排卵，已被葛秦生证明。

我认为此方组合全面，对不孕症中的宫寒、肾精亏虚、肝郁、血瘀、痰瘀等不同侧重，都全面照顾到了。本方脱胎于五子衍宗丸、当归芍药散、桂枝茯苓丸等。我从看到此方时，便认定此方功效颇高，奈何临床使用时又出现了效果平平的情况。又读到王耀庭先生的文章"温肾暖宫，重用石英鹿角""紫石英入胞宫，祛风冷，暖子宫，以利孕育；鹿角霜温督脉，壮督阳，以赞化育"后，就常把紫石英、鹿角霜的用量定位在50g以上。此时再次明白中药的用量是方剂是否有效的关键。

医案

王某，女，32岁。婚后多年未孕，多囊卵巢综合征。

查促黄体生成素25.35mU/ml，促尿促卵泡素6.77mU/ml，黄体酮0.38（5.82～75.9）μmol/L。B超示多囊卵巢、子宫后壁钙化灶。脾脉沉取有弦涩象，肝脉沉弦细滑略数。舌质胖厚，舌尖有暗点，舌中有黄厚苔。

处方：石英毓麟汤加味。紫石英60g，川椒6g，川芎12g，续断36g，川牛膝15g，制淫羊藿24g，菟丝子36g，枸杞子24g，制香附12g，当归24g，赤芍24g，桂枝9g，牡丹皮12g，覆盆子24g，鹿角霜24g。

前后加减治疗1个月余，因为月经来临和年关将近故中断治疗。年后1个多月未来复诊，后告知已经怀孕。

（袁文思）

产后风案

医案

王某，女，40岁。12年前产后双脚受风，脚心常有窜风感，近年上升至双膝盖冷，肩背部怕冷，下肢穿衣厚于常人，经中西医及泡脚等多种治疗效果不显，且有加重趋势。

症状：纳可，便秘，舌淡苔根白腻，脉沉细。

辨证：足少阴肾经虚寒兼夹湿。

治则：温肾通络，培补下元，健脾祛湿。

处方：当归四逆汤合茯苓四逆汤加味。炙甘草10g，干姜15g，淡附片10g，茯苓30g，当归12g，生桂枝15g，肉桂6g，白芍9g，细辛3g，大枣12g，通草10g，盐巴戟天20g，鹿角胶10g，川牛膝30g，紫石英12g，生龙骨30g，生牡蛎30g，炒薏苡仁40g，柴胡9g，枳壳12g。5剂，颗粒剂。每日2次，饭前半小时服用。

5月17日复诊：双脚有热感，但仍感觉有风，白腻苔消除很多，肩背部怕冷感消失，全身暖暖的。原方淡附片调至15g，炙甘草15g，薏苡仁减为30g。继服5剂，共吃7剂。药后微信告诉我多年的咽炎、咽部异物感这两天减少了很多，脚底热热的，9剂药后，折磨她12年的脚心窜风感彻底消失。

三诊：诉还想再巩固一下，原方淡附片减为9g，再进5剂，嘱每2日1剂。善后。

（吕　进）

支气管炎案

医案

孙某，女，46岁，陕西省西安市人，2020年3月9日初诊。

症状：支气管炎，咳嗽痰多，痰黄而黏，胸腹胀，有风湿病史，右脉浮滑，舌质略红，苔白腻。

处方：千金苇茎汤合小陷胸汤、桔梗汤加减。冬瓜子30g，桃仁12g，生薏苡仁50g，芦根30g，黄连10g，全瓜蒌20g，清半夏10g，桔梗10g，生甘草15g，黄芩15g，金荞麦15g，鱼腥草15g，穿山龙30g，鸡矢藤30g，陈皮15g，蜜枇杷叶12g，厚朴10g。5剂，水煎服，每日3次。

方解：患者主症为痰多，痰黄黏，以千金苇茎汤合小陷胸汤清热化脓祛痰；黄芩、金荞麦、鱼腥草是老师临床治疗热痰的"三板斧"，出于好记我称这组药为"黄金鱼"，临床但见痰黄痰多，皆可加入辨证方中，能显著增强疗效。此外，患者痰多咳嗽，故化痰的同时必须宣肺理气，加枇杷叶宣降肺气，厚朴、陈皮行气化痰除胀。此外，老师还在方中加了穿山龙、鸡矢藤，乍一看令人不解，但这正是老师独特的用药经验。

所有的藤类药本身都具有抗风湿，消炎的作用，可以治疗风湿病。此患者有严重的风湿病，目前正在别处采用蜂针治疗。另外，老师吸取陕西中医药大学张效科教授的经验：某些藤类药对治疗上呼吸道感染有奇效，如穿山龙、鸡矢藤；此患者既有严重的风湿病，又有呼吸道感染之疾，用穿山龙、鸡矢藤可谓一举两得。

老师常说，开方选药最好能选用一种药兼顾多种作用，如这里的穿山龙既可以通络治风湿，又可以治疗呼吸系统炎症，不能一个症状加一味药，导致方子越来越大。如脾虚兼有瘀血者，选用刘寄奴，既可以健脾又可以化瘀；再如脾虚湿盛兼失眠者，用茯神，既可健脾利湿，又可安神；脾虚便秘者，重用生白术，既可健脾又可通便；血虚便秘者，加大当归用量，既可补血又可通便。此类一药二用，老师临床运用游刃有余，举不胜举。

此患者服完 5 剂药，咳嗽痰多、腹胀消失，痊愈。

（张　光）

甘油三酯、肌酐超高案

医案

绍某，男，41岁，2022年9月1日初诊。

症状：痛风5年，肌酐118.05μmol/L，甘油三酯2.13mmol/L，高密度脂蛋白0.86μmol/L，服用非布司他后尿酸504.32μmol/L；胆囊结石伴息肉，小便黄，口干口苦，腰酸乏力，右上腹闷胀，大便溏每天3～5次，喜热饮，苔白腻微水滑舌下瘀。

处方：柴胡10g，砂仁10g，海金沙（包煎）10g，金钱草30g，干姜10g，小茴香10g，高良姜10g，枳实6g，炒鸡内金10g，桃仁10g，荷叶15g，水蛭1.5g，茵陈15g，牡蛎12g，人参10g，白术10g，炙甘草10g，枳壳10g，炮附子10g，熟地黄20g，山药30g，鸡内金6g，土茯苓30g，萆薢15g，桑寄生15g，怀牛膝15g，丹参15g，积雪草30g。15剂，水煎服，每日2次。并嘱停非布司他。

2022年9月19日，查尿酸540μmol/L，肌酐96μmol/L，甘油三酯1.55mmol/L，高密度脂蛋白1.11μmmol/L。腰酸减轻，口干、口苦减轻，大便成形，每天1～2次，小便微黄。苔薄白，余无不适。

续方降尿酸，以参芪地黄丸加土茯苓60g、萆薢15g收功。

（徐艺齐）

肺结节案

医案

周某，女，23 岁，右侧卵巢卵黄囊瘤术后化疗 6 个月余，咽痛 1 个月余，复查发现 CEA（癌胚抗原）升高，胸部 CT 提示胸部多发结节，不排除转移，非常紧张。进来门诊就开始掉眼泪："吴医生，我好害怕，怎么办啊。"确实，她的肿瘤病理分型不大好，又年轻，我心里也害怕她复发，毕竟花儿一样的年纪。看了片子都是 3～4mm 的肺小结节，很难辨别到底是炎症还是肿瘤转移，细问患者最近有没有不舒服，答：1 个月前出现感冒发热，伴有咳嗽，后反复咽痛，口干，睡眠极差，舌红，咽峡红肿较甚，脉细。

处方：五根汤合消瘰散加减。玄参 30g，牡蛎 30g，浙贝母 30g，芦根 15g，板蓝根 15g，天花粉 15g，白茅根 15g，升麻 5g，党参 30g，茯神 15g，木香 5g，龙眼肉 10g，薏苡仁 30g，苍术 20g，黄芩 15g，葛根 30g。7 剂，每日 1 剂，水煎服。

1 周后复查，她高高兴兴的，说吃了中药舒服多了，除了睡眠差一点，抽血查 CEA 降至正常，复查 CT 肺部结节均有缩小甚至消失，考虑肺部结节还是炎症引起的，只给了一些治疗咽喉肿痛的药物，疗效竟然也这么好，中医辨证真是很神奇呀。

（吴依芬）

胸闷气促伴反复咳嗽案

医案

何某，女，93岁，确诊肺癌1年余，胸闷气促伴咳嗽咳痰1个月余，加重1周。阿婆自从2020年11月确诊晚期肺癌后一直服用靶向药物甲磺酸奥希替尼，1个月前反复咳嗽咳痰伴有气促入住我院呼吸科，给予抗感染、强心、利尿治疗，病情无明显好转。近1周加重，端坐呼吸，不能平卧及进食，咳嗽剧烈，血氧维持在90%～95%，心率每分钟100～120次，血压偏低。

阿婆的孙子（本院耳鼻咽喉科医生）和我们熟，打电话和我们讲转过来，让我们对症治疗，不难受走就好了，最好能熬过这半个月，家里有喜事（本地人风俗，家里老人走后1年之内不可以办喜事）。

我心里有压力，晚期肺癌，专科都处理过了，估计还是肿瘤的问题，这么大年纪治疗起来很难啊。那天中午吃完饭，主管医生和我说已经转过来了，让我去看看，我走到病房门口就听到"呼噜呼噜"的粗大喘气声，心想老人家心力衰竭很严重，满肺啰音。进去一看，干巴瘦的小老太太，弯着腰吸着氧坐在床上，眼睑浮肿，双下肢也肿得亮亮的。

我问："婆婆，哪里最不舒服。"她说："咳得厉害，胸闷。"我又问："咳什么样的痰，黄痰还是白痰，稠的还是稀的，大便有吗？"老人已经回答不上来了，喘得厉害。陪床阿姨说："咳了几个晚上没睡觉，很多痰，全是稀的白痰，吃得少，几天没有大便了。"一看舌象，舌淡胖水滑，脉数，迟脉弱，心下了然，脑子里立马浮现王老师反复和我们强调的五苓散证、真武汤证，还有治疗心力衰竭的"三剑客"，问老人家："你能喝得下中药吗，试试好不好。"婆婆点点头。

回来一查，C反应蛋白接近正常，白蛋白29g/L，肿瘤也确实大了，看来脚肿还是心肺功能差引起的。

处方：丹参 20g，葶苈子 40g，枳实 15g，猪苓 15g，泽泻 15g，茯苓 20g，苍术 20g，肉桂 5g，款冬花 15g，紫菀 15g，甘草 5g，发酵虫草菌粉（冲服）3g。先开了 3 剂，那时刚跟师父学习，并没有太大信心，交代护士尽量今天喝上药。

第二天刚交完班，患者孙子就跑到我办公室："芬姐，你们用了什么神药，我奶奶今早自己起来刷牙洗脸，还喝了一大碗粥。昨晚睡得好很多，咳嗽也少了，呼吸科搞了差不多 1 个月啊，你们也太神了！"才 1 剂药，我有点不敢相信，跑过去一看还真是，老人坐在椅子上正喝着中药，告诉我这个凉水好（东莞人称中药为凉水或凉茶），脚肿消了一些，脸也缩水了，不敢相信慢郎中的速效作用，哈哈。

守原方用满 7 天，症状基本好转，复查心脏彩超，心脏射血分数达 55%，考虑肿瘤的问题毅然加上对心功能有不良反应的贝伐珠单抗，后续给予五苓散、金匮肾气丸合"心衰三剑客"维持，一晃半年过去了，老人每个月一定要来找我开中药，肿瘤控制得非常好，成就感满满。

按：丹参、葶苈子、枳实是王老师治疗心力衰竭的专药，丹参活血化瘀，葶苈子利胸中之水，枳实理气强心，相当于现代医学的活血强心利尿药，考虑患者水潴留给予大剂葶苈子 40g。

五苓散在《伤寒论》中原治蓄水证，由太阳表邪不解，循经传腑，导致膀胱气化不利，而成太阳经腑同病。太阳表邪未解，故头痛微热；膀胱气化失司，故小便不利；水蓄不化，郁遏阳气，气不化津，津液不得上承于口，故渴欲饮水；其人本有水蓄下焦，饮入之水不得输布而上逆，致水入即吐，故此又称水逆证；水湿内盛，泛溢肌肤，则为水肿；水湿之邪，下注大肠，则为泄泻；水湿稽留肠胃，升降失常，清浊相干，则为霍乱吐泻；水饮停于下焦，水气内动，则脐下动悸；水饮上犯，阻遏清阳，则吐涎沫而头眩；水饮凌肺，肺气不利，则短气而咳。治宜利水渗湿为主，兼以温阳化气之法。方中重用泽泻为君，以其甘淡，直达肾与膀胱，利水渗湿。臣以茯苓、猪苓之淡渗，增强其利水渗湿之力。白术、茯苓相须，佐以白术健脾运化水湿。考虑老人水湿泛滥，故白术改苍术，桂枝改温阳作用好的肉桂。患者咳嗽剧烈，考虑大便结，给予通便止咳的紫菀，配款冬花及小剂量甘草复脉，不造成水钠潴留，调和诸药。考虑年老肾衰不纳气，久病肺气虚，给予发酵虫草菌粉补益肺肾。

（吴依芬）

化疗后剧烈呕吐案

医案

魏某，女，49岁，胃癌术后20天，化疗后顽固性呕吐3天。

今日查房，看到患者趴在床上，无精打采，头发也湿漉漉得贴在额头上，问其呕吐好些了吗，摇摇头说好一点，但还是不能吃东西，频繁吐涎沫，一吃饭就吐，很容易出汗。主管医生说：化疗一开始就出现急剧呕吐，给予福沙匹坦、昂丹司琼、雷贝拉唑、甲氧氯普胺、地塞米松止呕，疗效差。昨晚呕吐剧烈，用了5mg安定注射液，一看已经是止呕的大包围了，还得加上中医治疗才行。问她能喝中药吗，她说试一下吧。舌淡红，苔白稍腻，不是太典型的舌像，脉弦细。考虑到患者一开始惧怕化疗，门诊在我的详细解释下才同意进行辅助化疗，内心还是存在对化疗和疾病的恐慌。

处方：甘麦大枣汤合半夏厚朴干姜人参汤加减。浮小麦30g，甘草10g，大枣10g，炒麦芽15g，焦山楂15g，茯苓10g，党参30g，厚朴10g，半夏15g，干姜10g，炒白术30g，莱菔子15g，藿香10g，神曲10g。7剂，水煎服，每日1剂。

第二天患者家属跑到我的办公室说昨天中药加热后拿到面前放了一会患者都觉得很舒服，今早可以喝一大碗粥了，要求带中药出院。20天后返回住院诉回家后一直很好，还胖了1kg，感叹中药调和体质确实厉害。

按： 甘麦大枣汤主要治疗脏躁，以小麦养心气而安心神，敛汗；甘草和中缓急为臣；大枣补益中气，并润脏燥为佐使。三药合用，能甘润滋养，平燥缓急，养心安神。主治脏躁，症见精神恍惚，喜悲，欲哭，烦躁不安，数欠伸者。临床可以用来治疗肿瘤患者对治疗失去信心或疾病忧愁所引起的一系列症状，现代药理研究表明甘麦大枣汤有镇静、抑制平滑肌收缩、保护肝脏解毒作用。患者吐清涎，考虑脾胃虚寒，给予半夏厚朴干姜人参汤温补脾胃，理气降逆，配合四君子汤健脾渗湿，莱菔子理气，神曲、山楂助消化解胃中浊气，藿香去湿浊。

（吴依芬）

咳嗽案

咳嗽很难治，是一种令医生很头痛的疾病，甚至有"医见咳嗽眉头皱"的说法，但是我觉得天下无难事，只要肯攀登，就没有解决不了的问题。下面我就来分享3则成功治疗咳嗽的医案。

医案1

患者，男，73岁，在我处看病将近20年。最近又来找我，一进门就说："依芬，感冒后咳得受不了了，每天晚上一躺下就咳，有时候有痰，有时候没痰。"我一想这阿叔胃一直不大好，吸烟多年，多半慢性支气管炎又感染了。再看胸部X线片，确实双肺底有炎症。舌红，苔白腻，脉弦数，一派阴虚症状。想起李发枝老先生说的喉源性咳嗽、变异性咳嗽用麦门冬汤，培土生金法。

处方：麦门冬汤、止嗽散合王老师的"肺炎三板斧"加减。麦冬30g，甘草10g，薏苡仁（代替粳米，有脾胃湿）30g，党参30g，法半夏30g，前胡15g，紫菀15g，荆芥15g，百部15g，陈皮15g，桔梗10g，款冬花15g，黄芩30g，金荞麦30g，仙鹤草30g，苍术30g，防风10g。7剂，药后即愈。

加仙鹤草补气，苍术健脾祛湿，防风祛风解表。

按：止嗽散为解表剂，具有辛温解表，宣肺疏风，止咳化痰之功效。主治外感咳嗽，症见咳而咽痒，咯痰不爽，或微有恶风发热，舌苔薄白，脉浮缓。临床用于治疗上呼吸道感染、支气管炎、百日咳等属表邪未尽，肺气失宣者。

麦门冬汤方所治虚热肺痿乃肺胃阴虚，气火上逆所致。病虽在肺，其源在胃，盖土为金母，胃主津液，胃津不足，则肺之阴津亦亏，终成肺胃阴虚之证。肺虚而肃降失职，则咳逆上气；肺伤而不布津，加之虚火灼津，则脾津不能上归于肺而聚生浊唾涎沫，随肺气上逆而咳出，且咳唾涎沫愈甚，则肺津损伤愈重，日久不止，终致肺痿。咽喉为肺胃之门户，肺胃阴伤，津不上承，则口干咽燥；虚热内盛，故手足心热。胃阴不足，失和气逆则呕吐；舌红少苔，脉虚数为阴虚内热之佐证。治宜清养肺胃，降逆下气。方中重用麦冬为君，甘寒清润，既养肺胃之阴，又清肺胃虚热。人参益气生津为臣。佐以甘草、粳米、大枣益气养胃，合人参益胃生津，胃津充足，自能上归于肺，此正"培土生金"之法。肺胃阴虚，虚火上炎，不仅气机上逆，还会进一步灼津为涎，故又佐以半夏降逆下气，化其痰涎，虽属温燥之品，但用量很轻，与大剂麦门冬配伍，则其燥性减而降逆之用存，且能开胃行津以润肺，又使麦门冬滋而不腻，相反相成。甘草并能润肺利咽，调和诸药，兼作使药。李发枝老先生说："麦门汤证的辨证要点是干咳无痰，咽干痒不适，或有少许白黏痰，与冷热无关，舌质红。"

医案2

胡某，67岁，确诊肺鳞癌2年余，放化疗后肿瘤进展，先用免疫药维持，近1个月反复出现气促，需要到急诊静脉滴注多索茶碱和甲强龙（注射用甲泼尼龙琥珀酸钠）才能缓解。舌淡胖，苔白腻，脉数，气促时伴有双肺喘鸣，遇寒加重。一诊考虑遇寒加重，久病，给予处方：麻黄汤合桂枝汤加减。麻黄10g，桂枝10g，杏仁10g，甘草泡地龙15g，白芍15g，干姜10g，大枣10g，蛇床子15g，车前子15g，前胡15g，防风10g，蝉蜕10g，苍术30g。7剂，完全缓解。

医案3

王某，肺鳞癌术后1年余，反复咳嗽2个月余，加重1周，伴有尿不尽。舌淡苔白，脉细弱。

处方：黄芪40g，知母10g，升麻15g，桔梗10g，当归15g，熟地黄25g，半夏10g，茯苓15g，陈皮15g，杏仁10g，甘草泡地龙10g，金樱子15g，益智仁20g，柴胡10g，黄柏10g，肉桂10g。7剂，水煎服，每日1剂。

1周后复查，一进门就说："吴医生，这次开的药真好，喝了很舒服，不仅不喘，大小便也顺畅很多，晚上只起来一次，再给我巩固一下吧。"这是用升陷汤合金水六君煎治疗咳嗽的一个成功案例。

升陷汤出于《医学衷中参西录》上册。由生黄芪 18g，知母 9g，柴胡 4.5g，桔梗 4.5g，升麻 3g 组成，气分虚极下陷者，酌加人参数钱，或再加山萸肉（去净核）数钱，以收敛气分之耗散，使升者不至复陷更佳；若大气下陷过甚，致少腹下坠，或更作痛者，宜将升麻改用钱半，或倍作二钱。

《景岳全书》中金水六君煎可广泛用于咳嗽、喘促、痰饮、声喑、伤风、头痛、呕吐、嗳气、反胃、嘈杂、虚损、肺胀、厥逆、非风等病症。论其病机无非两个方面，一是肺肾阴虚，血气不足，痰湿内阻；二是肾气不足，水泛为痰，总属本虚标实，既有脏气虚损，又有痰浊外邪侵犯者，施用本方方为适宜。

正如《景岳全书》中言："外感之嗽，凡属阴虚少血，或脾肺虚寒之辈，则最易感邪，但察其脉体稍弱，胸膈无滞，或肾气不足，水泛为痰，或心嘈呕恶，饥不欲食，或年及中衰，血气渐弱而咳嗽不能愈者，悉宜金水六君煎加减主之。足称神剂。"辨析病机，当以临床症状为依据，所谓辨证求因，审因论治。

事实上，本方所主之证，是属肾精气不足，兼有痰湿内阻。肾精中寓有元阴元阳，即肾中阴阳俱不足，气阴两虚，痰湿内阻。然尚未发展为明显的阴虚生热或阳虚生寒现象。若偏肺肾阴虚、痰湿内阻者，舌多质红，苔薄或光，脉右寸滑大，两尺虚弱或沉细；偏肾虚水泛者，与脾虚痰阻证相近，其不同点在于脉象，脾虚痰阻者，脉大而无力，间有不大者，亦不微细，或浮而濡软；肾虚水泛者，脉必细小而沉，尤以两尺为甚。

此为辨证要点，亦为应用本方不易掌握之难点，故景岳强调"但察其脉体稍弱"，大有深意。王氏在用熟地黄等药治阴虚水泛的痰嗽时，补充证实一个独特的症状，为"脉细痰咸"，完善了应用金水六君煎的辨证要点。王老师总结：有咸味用金水六君煎加减，气短不足以吸用升陷汤，两者皆有者用两方合方，效果不错，同时据症状调整用药。

滋肾通关丸，又名滋肾丸或通关丸，出自《兰室秘藏》，治"不渴而小便闭，热在下焦血分也"。后世医家多用本方治疗癃闭而口渴者，亦有用以治疗肾虚蒸热，足膝无力，阳痿阴汗，冲脉上冲而喘者。若去桂，名疗肾滋本丸，治肾虚目昏；去桂，加黄连，名黄柏滋肾丸，治上热下冷，水衰心烦。大都围绕"肾"来发挥本方的用途。其实，滋肾通关丸既无补之功，亦乏清肾之力。其功不专在肾，而专于膀胱。与其说为治肾之专方，不如称其为理膀胱之专剂。其尿液之排与留，全在气之化与不化，化则出，不化则闭或不约。气之所以不化，不外邪阻和正虚两端。方中知母、黄柏补津坚阴而不碍湿热，燥湿清热而不伤津液，为清利膀胱湿热之妙品；肉桂调膀胱之气化，亦制知、柏之寒凝，使不利者能通，不约者能制。如是则膀胱启闭有制，开合有常。临床上王老师经常用此方加减或合其他方治前列腺炎、前列腺肥大和增生引起的小便不利及泌尿系感染，疗效非常显著。

（吴依芬）

小方解决跌打损伤疼痛

田某，男，54岁。外出办事，走在路上未注意脚下路面不平，不小心一个趔趄摔倒在地。右手先着地，随后臀部摔伤，疼痛不已，勉强回到家后，躺在床上动弹不得，稍有动作腿部就抽痛。右腿疼痛尚能忍耐，左腿严重不能行动起卧，痛起来龇牙咧嘴，呼号不已。查外观无擦伤，不红不肿。X线检查无骨折，医生诊断梨状肌发炎，要开激素消炎药。无稽之谈，明明是跌打损伤哪来的炎症？无奈，找到我请求治疗。我说先吃点中成药吧，不行再开汤药。朋友允之。

处方：中华跌打丸、腰痛宁胶囊。按说明服用，第一天后疼痛减轻，第二天好了80%，第三天就请我外出喝酒。快哉！小方治急痛，妙不可言。故饭后记之，以供大家笑谈。

中华跌打丸的主要功能是清肿止痛，舒筋活络，止血生肌，活血祛瘀，用于挫伤筋骨，新旧瘀患，创伤出血，风湿瘀痛。主要成分有牛白藤、假蒟、地耳草、牛尾菜、鹅不食草、乌药、红杜仲、狗脚草根、山橘叶、羊耳菊、刘寄奴、过岗龙、山香、穿破石、毛两面针、鸡血藤、丢了棒、岗梅、木鳖子、丁茄根、大半边莲、独活、苍术、急性子、建栀子、制川乌、丁香、香附、黑老虎根、桂枝、樟脑。

腰痛宁胶囊主要成分有马钱子粉（调制）、土鳖虫、麻黄、乳香、没药、川牛膝、全蝎、僵蚕、苍术、甘草。本品为胶囊剂，内容物为黄棕色至黄褐色的粉末；气微香，味微苦。功可消肿止痛，疏散寒邪，温经通络。用于腰椎间盘突出症、腰椎增生、坐骨神经痛、腰肌劳损、腰肌筋膜炎、慢性风湿性关节炎。黄酒兑少量温开水送服。每次4～6粒，每日1次。睡前半小时服或遵医嘱。

（王幸福）

精神因素导致的闭经

三紫调心汤由姚寓晨先生创制，主治情志因素导致的闭经，由紫石英 15g，紫丹参 15g，紫参（石见穿）15g，琥珀末 5g，淮小麦 30g，合欢花 10g，柏子仁 12g，广郁金 12g，生卷柏 12g 组成。

姚氏认为："紫丹参功能活血通经，凉血除烦，为心肝二经之要药。紫参又名石见穿，专司活血止痛。紫石英功能镇心定惊，且能暖宫。三紫相伍，上能定志除烦，下能养血通经。柏子仁功专安神、润肠，为心脾之要药；淮小麦养心安神，专疗神志不宁，两药相配，养心安神，润燥养营。广郁金具行气解郁，活血祛瘀之功，又为疗神志之恙的要药。生卷柏既能破血通经，又能止血，破血通经当用生药，《名医别录》谓卷柏能'强阴益精'，《日华子本草》云卷柏'生用破血'。琥珀末为重镇安神之要药，合欢花功专解郁除烦，两药相合，镇惊安神，畅气破瘀，以收通补兼治之效。"

我从彭坚老师书中学到此方。彭氏认为："本方适合因精神因素引起的闭经。由于工作、学习高度紧张，突然闭经的青年女性很多，短则一两个月，长则可达一两年。患者并没有其他器质性的疾病，激素分泌也正常，亦无典型的虚证表现，部分患者刚开始有心烦、易怒、失眠等症状，时间一久也会逐渐消失，治疗颇感棘手。"彭氏使用本方疗效明显。

我认为，本方主要治疗宫寒肝郁的闭经患者，实际上这类患者也确实挺多，尤其是都市女性，多属于此类：饮食不规律，食谱复杂，作息混乱，心胸不宽广，自主神经功能紊乱（心慌、失眠等）。特别是闭经患者中两尺沉微而肝脉弦滑急数者，我就用此方加减。初期使用时也是因为药量偏于谨慎，屡用未效。后来读到王耀庭的文章，豁然开朗。不但重用紫石英、鹿角霜，更加用了五子衍宗丸等。彭坚老师所说的"疗效明显"也得到了证实。

医案

患者，女，35岁。

症状：月经时断时续，因婚变心情烦躁，常失眠，面部轰热，心慌时手汗明显。曾患高催乳素血症，平素心烦时，乳胀隐隐作痛。查心肝脉细滑数，脾脉细滑数，两尺沉细数。舌质淡暗，苔水滑。舌底青筋色深不粗不长，有较多细血管。

处方：三紫调心汤加味。紫石英60g，丹参18g，石见穿15g，琥珀（包煎）24g，合欢皮36g，柏子仁18g，郁金18g，生卷柏9g，浮小麦36g，糯稻根36g，菟丝子36g，覆盆子24g，枸杞子18g，北五味（粉碎）15g，炙鳖甲（捣）24g。

患者服用1周，心慌、手汗、烦躁等症状改善明显。

（袁文思）

仙鹤草治疑难杂症

仙鹤草的作用，我认为主要是通过强补达到收涩，而不是通过收涩达到强壮。仙鹤草除了有强大的补益和止泻效用，也可强心、止血、止咳、止白带和杀虫，还可治疗一些以气虚为主的疾病，诸位切不可等闲视之。

1. 仙鹤草治梅尼埃病

宋明福用仙鹤草60g，每日1剂，水煎服，治疗梅尼埃病，效较佳。（《湖北中医杂志》）

仙鹤草益气补虚，活血通络，能扩张血管，调节血压，改善组织血液循环，还有清热解毒、抗炎消肿之效，故可改善内耳淋巴代谢障碍以止眩定晕。

2. 仙鹤草治低血压

庞国明用仙鹤草60～100g或更多，配伍枸杞子，或加入六味地黄丸类方剂中，水煎服，治疗低血压效良。（《中医药信息》）

刘镛振教授自拟清热解毒、活血化瘀方，治疗多发性骨髓炎证属热毒内盛、瘀血内阻型者，药用仙鹤草、白花蛇舌草、垂盆草、半枝莲、喜树根、败酱草根、蛇莓、白毛藤、大青叶、京三棱、蓬莪术、魔芋、赤芍、红花、薏苡仁，随症加减，方中仙鹤草用量为60～90g。（《中西医结合杂志》）

3. 仙鹤草治盗汗

丁福保用仙鹤草、大枣治疗盗汗疗效确切。方中药量可随症增减，重者仙鹤草可用至90g以上。（《中医药信息》）

4. 仙鹤草治早期直肠癌

苏德仁用鲜仙鹤草500g，大枣100g，每日1剂，浓煎服，可连服2

个月以上，治疗早期直肠癌。(《中医杂志》)

仙鹤草扶正强身，补血止血，且能活血，抗癌止痛，止汗宁神，安全无毒，疗效良佳，但常需大剂量应用方获佳效。

5. 仙鹤草治咳血

李化义教授用自拟方治疗咳血，药用焦茜草 100～150g，侧柏叶 100～150g，仙鹤草 100～150g，墨旱莲 100～150g，生地黄炭 50g，白及 100～150g，三七末（冲服）5～10g。水煎，每日 1 剂，分 2 次或 3 次服用。(《常用中药特殊配伍精要》)

6. 仙鹤草治痉咳

许某，女，4 岁。双目赤红，口唇青紫，询问得知剧烈痉咳已半个月余。经治无效，以至如此。用仙鹤草 30g，水煎服，每日 1 剂，连服 5 剂，巩膜出血大半吸收，痉咳有瘥。继投自拟经验三子二陈百仙汤（仙鹤草、百部、紫苏子、葶苈子、莱菔子、半夏、陈皮、茯苓、甘草）加减，服 6 剂，诸症皆愈。

陈某，男，42 岁。经常因感冒引发喉痒，干咳，呈阵发性痉咳，咳甚则面红，胁痛，服用中西药效果不显，服我处方 2～3 剂就能告愈，以后遇有咳嗽发作时便照服。其实我的处方就是以仙鹤草、百部为主药配伍而成。(《中医杂志》)

7. 仙鹤草治消渴

患者，男，50 岁。患糖尿病 3 年余，经中西医治疗无效，空腹血糖 8.33～11.11mmol/L（150～200mg）。患者消谷善饥，饮一溲一，体瘦无力，近 1 周因饮酒致脘腹疼痛，随后出现呕血、黑粪、大便隐血(++++)。胃镜检查诊断为出血性胃炎。予单味仙鹤草 60g，水煎频服，以期收敛止血。2 剂血止，大便隐血转阴性。继服 10 剂，以资巩固，消谷善饥、多饮多尿等症不期而愈。查空腹血糖为 7.78mmol/L（140mg）。患者欣喜，即以仙鹤草 20g 长期坚持服用，血糖 6.67～7.78mmol/L（120～140mg）。此后，以仙鹤草治疗消渴数十例，均获显效。

患者，女，55岁。多食易饥，多饮多尿，经查空腹血糖10mmol/L（180mg），诊为糖尿病。经中西医多方调治，获效甚微，且逐渐出现纳呆乏力，身体消瘦。笔者效前法以仙鹤草30g让其水煎服，20剂后诸症好转。复查空腹血糖7.22mmol/L（130mg）。继服20剂，诸症皆除，病告痊愈。(《中医杂志》)

8. 仙鹤草治白血病

家父于1973年用仙鹤草为主治愈1例白血病患者。曾某，男，15岁。因暴食狗肉后致憎寒发热，牙龈出血，两腿皮下多处紫斑，精神疲乏，颜面苍白，全身浮肿，舌淡胖嫩，脉沉细。曾住某院治疗9个月余，诊断为白血病。先后输血5次，病情日趋重笃，其父母失去治疗信心，因家里贫困，无力承担药费，遂自动出院，抱着破罐子破摔的念头来索取单方。

家父嘱其自采鲜仙鹤草500g（干品120g），鲜白茅根250g（干品60g），大枣100g。水煎浓汁，每日1剂。连服2日后，各种症状大为改善，能从事轻微劳动。再续服半年后，一切正常。1977年体检合格，光荣地加入了中国人民解放军。(《中医杂志》)

（王幸福）

怀牛膝治疗泌尿系感染

中医学所说的淋证，即现代医学所称的泌尿系统感染，主要表现为小便涩痛。怀牛膝这味药在治疗淋证方面是不可多得的好药，即补又攻，祛邪中不伤正气，是一般药所不具备的。

我曾治一老年男性，60多岁，尿急，尿频，尿涩痛，发热，乏困，腰酸痛，典型的泌尿系统感染，在医院静脉滴注盐酸左氧氟沙星，同时口服八正合剂，不见好转，遂来我处要求中医治疗。

症状：舌微红，苔薄，脉弦细，右尺细数，左尺沉细无力，腰痛如折。

辨证：湿热下注，耗阴亏肾。

处方：四妙散加减。怀牛膝45g，黄柏10g，苍术10g，生薏苡仁30g，虎杖15g，炒杜仲15g，炒川断15g，乳香5g。3剂，水煎服，每日3次。

3天后，尿急、尿频、尿涩痛消失，腰痛减轻，改六味地黄汤加怀牛膝，5剂，痊愈。

按： 这是老年淋证兼肾虚，取效的关键就在于重用怀牛膝。实际上我在治疗热淋、血淋、石淋、虚淋、浊淋、毒淋等淋证时不分男女老少，不管用何方都加入怀牛膝，取效甚著。

其实这种用法古人已有记载，不过是现代人有所忽视罢了。《本草纲目》言：治久疟寒热，五淋尿血，茎痛，下痢，喉痹，口疮，齿痛，痈肿恶疮。《名医类案》：鄞县尉耿梦得妻苦砂石淋十三年，每溺时器中剥剥有声，痛楚不堪。一医命采苦杖根，俗名杜牛膝者，净洗碎之。凡一合用水五盏，煎耗其四，而留其一，去滓，以麝、乳香末少许，研调服之，一夕愈。

今人邹孟城在《三十年临证探研录》中写道：……愿将家中秘守之治梅毒方公诸于余，以拯失足之人。其胞兄曾于孤岛时期涉足花柳身染梅毒。经其母之店主用秘方治之得愈。曾一度复发，其母又往求药。店主曰："我已退休，子孙不业药，家传秘方当行诸于世矣。"遂告之曰："采鲜怀牛膝全草一大捆，洗净后揩去水，打取自然汁，每日饮服一大碗，直至痊愈而止。"其兄如法服之，加以擅自珍摄，竟得根治焉。

李时珍于《本草纲目》"牛膝"条下云："牛膝乃是厥阴、少阴之药，所主之病大抵得酒则能补肝肾，生用则能去恶血，二者而已。其治腰膝骨痛，足痿，阴消，失溺，久疟，伤中少气诸病，非取其补肝肾之功欤？其治癥瘕，心腹诸痛，痈肿，恶疮，金疮，折伤，喉齿，淋痛，尿血，经候，胎产诸病，非取其去恶血之功欤？"

用牛膝治腰肌劳损，既取其去恶血之力，又取其补肝肾、强筋骨之功，未越出中医传统理论之范畴。而新鲜淮牛膝取汁饮服，以治梅毒，为诸书所不载，固是独具心得之经验秘法。若此法确实有效，则可推测鲜牛膝尚具解毒杀菌之能。

参考古今验案，结合临床实践，充分证明怀牛膝不失为一味治疗淋证、泌尿系统感染的良药，诸位同道切莫忽视其治淋功效，应进一步发掘运用之。

（王幸福）

121

川牛膝、莲子治前列腺增生

医案

患者，男，前列腺增生多年，尿频、尿急1年来诊。

症状：尿频，最多时每小时可达5～6次，色淡黄，伴眼睛干涩，疲劳感较重，有腰部酸困不适，早泄，自觉怕冷恶风，舌淡红，舌尖点刺，脉沉细。

患者因是其他病友介绍求诊，所以初诊时表现得特别信任，算是不讳疾忌医的那种，不仅说出了身体上的不适，也讲了因生意纠纷入狱几年刚出狱的情况，其不仅希望调理尿频尿急，更主要的是调理早泄。初诊时感觉患者主诉明确，方证明确，治疗起来应该算是"命中率"比较高的病种。

处方：黄芪50g，党参30g，白术10g，苍术20g，知母10g，黄柏6g，鹿角胶3g，淡附片12g，熟地黄30g，盐杜仲30g，桑寄生45g，炙淫羊藿30g，山萸肉30g。7剂，水煎服。

复诊：患者告知无效。近期刚好天气变凉，几乎每小时排尿1次。好在患者信任，未言其他，我也觉得有点没面子，但还是很淡定的说调整方子吧。经过冷静思考，结合患者主诉、舌脉，我觉得方证是对应的，大方向应该没有错误，那肯定是小的点没有抓住，这个点就在淋证上，上方虽然抓住了肾虚的本质，用了大剂量的温肾阳药物，如杜仲、桑寄生、淫羊藿、山萸肉；同时也考虑了患者有阴火，给予了少量知母、黄柏清虚火。但是患者的淋证未设专药，而这专药就是一味川牛膝。

恩师王幸福在《治疗淋证，必用牛膝》一篇中讲：牛膝始载于《神农本草经》，列为上品，牛膝味苦、酸，性平，入肾经，可活血祛瘀，补益肝肾，强筋壮骨，利湿通淋，性善下行，故可治疗下半身腰膝关节酸痛。治疗淋证，非用不可！又考虑患者舌尖点刺，平素有熬夜等不良习惯，且急于改善性生活质量，心火必旺。师父有讲：阳痿早泄，遗精问题，用莲子心、黄连、黄柏，清心火而安心神，达到心肾相交。我思索后，果断加入川牛膝 30g，莲子 20g。

三诊：患者自诉尿频好了一半，夜尿次数减少了 2/3，尿急、淋漓不尽感减少很多，并且性生活质量好了很多，效不更方。

四诊：继续好转，夜尿仅 1～2 次，性生活比入狱之前都好，效不更方！

五诊：诸事皆可，停药，口服丸剂调服！

按：本案例中初诊服药无效，复诊后加了两味药，即川牛膝、莲子，复诊到四诊方药相同，且四诊后诸症皆除。引用恩师在《治疗淋证，必用牛膝》一篇中的结语：参考古今验案，结合临床实践，充分证明怀牛膝不失为一味治疗淋证、泌尿系统感染的良药。诸位同道切莫忽视其治淋功效，应进一步发掘运用之。我也想附和一下：参师父医案，验诸多疑难杂病，可少走四十年弯路！如同今日弟子群里余峰师兄言：老师的书，要用心去读、去参、去悟。老师诚不欺我辈尔，感恩！

（吴章武）

老年口疮案

前天公众号发了王老师弟子魏庆富医师的一则关于口腔溃疡的医案，引起了大家的兴趣，弟子群讨论得很热烈，大家纷纷将自己治疗此类疾病的经验分享出来，交流讨论，共同提高。下面分享一则王老师弟子巩和平医师治疗一名老年口疮患者的医案，供参考。

医案

患者，男，73岁，身材中等，爱运动，平时爱玩风葫芦。当时诊所正忙，他等我不忙的时候跟我说：小医生，给我看看吧。我问他怎么了。他说舌头及腮部、上颚痛，我仔细看了一下舌苔及舌像，并未发现有溃疡。舌质淡，苔白水滑，一派脾胃虚寒之症。他也说道平时口渴，想喝热水，但是喝多了又觉得恶心想吐！还说因为这个口疮（他认为是）看遍了山西各大中西医院，收效甚微。

说实在的，我当时并没有治疗口腔溃疡的想法，倒是觉得先把舌苔改善是最重要的，我说：先吃几剂药看看吧！老人说：需要开几剂啊？我答：7剂。老人就说：开3剂吧，吃吃看。我当时心里很不舒服，继续说：开5剂吧，再少了就别吃药了。

处方：香砂六君子汤合附子理中丸、苓桂术甘汤。5剂，早晚分服。

自此后，再没有见过老人……临近11月（阴历）的时候，这位老人又来了，在他姑娘家过冬，进门跟我打招呼，我礼貌性地点点头，心里比较虚……好几年的顽固病，吃了5剂药，然后也没有复诊，肯定也是无效。这时候老人说话了：小医生，你看我的病好了。我就问他：在哪儿治好的？当时我想看看别人是怎么给他治好的，用的什么方子。他说：就是吃了你的5剂药好的，现在一直很好！别看你年轻，还真有两下子。我心里想：蒙对了。

按：此病案是一个顽疾，多方名医棘手。我当时从舌证入手，口渴，不欲饮，喝多了水想吐，这就是苓桂术甘汤证。舌淡，苔白水滑，喜热饮，附子理中丸证，寒湿中阻，用了六君子汤。当时还不认识师父，也不知道口腔溃疡专方专药苍术、胡黄连、蒲黄等，就是单纯以舌诊和主诉来治。结果意外地治好了一个陈年顽疾！我觉得就像白捡的一样，如果针对口腔舌头痛去治疗的话，不一定能治好，故特此分享给大家。

（巩和平）

湿疹医案合集

医案 1：全身湿疹

唐某，男，11 岁。经省二院皮肤科诊断为湿疹，屡服药物和外用药膏无效，于是转术中医。

症状：全身瘙痒，尤其是双臂双腿，泛红色暗深，因出小湿疹，痒甚，被抓挠的血痂遍布，惨不见睹，身上其余地方散在痒疹，但不及四肢集中，舌淡红，苔薄白，脉浮数，饮食二便基本正常。

处方：皮炎解毒汤加减。土茯苓 60g，莪术 10g，川芎 6g，生甘草 10g，地骨皮 30g，紫草 15g，苦参 10g，白鲜皮 30g，地肤子 12g。7 剂，水煎服，每日 3 次。

复诊：据其母云，很见效，已不痒了，也未见再出新疹。效不更方，又续 7 剂，基本痊愈，仅双腿双臂遗留暗红色印迹。

三诊：调整上方为土茯苓 60g，莪术 10g，川芎 10g，甘草 6g，地骨皮 10g，紫草 15g，桃仁 6g，红花 6g，当归 6g，赤芍 6g，生地黄 10g。10 剂，巩固治疗，后彻底痊愈。要求忌口 3 个月。

医案 2：双手湿疹

赵某，女，54 岁。双手背严重湿疹，现代医学诊断为神经性皮炎，经皮肤科治疗 3 个月，越治越重，心情郁闷，沮丧无比，经熟人推荐求治于中医。

症状：双手背黢黑一片，上有明显疹子，微湿发痒。涂过医院开的不明药膏，也用过药店买的各种治疗皮肤病的药膏，吃了医生给的激素和抗过敏药物，结果越治越重，好不恼火。脉浮濡，舌淡苔白，余无他症。

辨证：湿毒瘀积。

处方：皮炎解毒汤加减。土茯苓 30g，川芎 10g，莪术 12g，黄连

10g，紫草 12g，生甘草 30g，路路通 30g，徐长卿 30g。7 剂，水煎服，每日 3 次。

复诊：双手背颜色基本恢复正常，痒止，仅留数个瘀斑。患者大喜，言中医真是神奇，几个月不治之顽疾，7 剂药就搞定了。效不更方，上方加丹参 30g，紫草加至 30g，加强活血散结之效，续服 7 剂，愈。

按：此案无稀奇之处，专方治专病也，皮炎解毒汤治湿毒湿疹，吾常用效方，加路路通、徐长卿祛风止痒。

医案 3：外阴湿疹

王某，女，34 岁。

症状：外阴瘙痒，流黏稠水，有湿疹多时，少腹抽痛，舌淡苔腻，左寸关浮滑有力。二便尚可。

辨证：肝胆郁热，湿热下注。

处方：龙胆泻肝汤加减。龙胆草 15g，车前子 20g，川木通 10g，黄柏 10g，黄芩 12g，栀子 15g，当归 30g，生地黄 30g，泽泻 15g，柴胡 10g，生甘草 30g，土茯苓 30g，马齿苋 30g，红藤 20g，白芍 30g，墓头回 30g，怀牛膝 10g，马鞭草 25g。7 剂，水煎服，每日 3 次。

复诊：阴痒止，流水停，左寸关脉已缓。效不更方，上方减量，巩固治疗 1 周。

（王幸福）

泡脚方治青春痘

　　患者，男，28岁，某科技公司的骨干，时不时皱着眉头，宛如一位严谨的科学家。平时的工作学习都是和电子产品打交道，生活两点一线，十分简单。唯一让其苦恼的就是，青春痘长在脸的正前方和额头上10多年了，青春期虽过了，青春痘却留下来了。

　　患者机缘巧合下找到我，想治疗已经不再青春的"青春痘"。患者的知识储备量很大，我讲到哪方面的内容，他都比我知道得多，跟我聊一会儿，就会自言自语地说"这不科学呀"。我俩的聊天好像陷入了某种死循环。我突然想起了什么，问了一句，你背上是不是也有痘痘？"你咋知道？"患者很惊讶，趁他还没开始新的思考，我打断他思绪说，"这样，我问你3个问题，如果回答都是肯定的，你就听我的，乖乖泡脚治痘，行不？"

　　"行！"患者松了一口气，看来跳出"聊天死循环"，他也挺开心。

　　我："第一，你是不是特别想谈一个女朋友？"

　　患者："是呀！"

　　我："第二，把你脸上的痘痘消了，是不是交女朋友的必要条件？"

　　患者："哎，是的。"

　　我："第三，你现在是不是没有其他更好的解决办法？坚持泡脚1个月，是不是目前对你来说性价比最高的？"

　　患者："是的。"

　　"好了，我听你的。"患者突然特别干脆地说，就像开启了"执行程序"。我略加思索，痘痘主要集中在脸部阳明经，加之肩背亦有，遂以葛根汤为主方加减。

　　处方：葛根25g，紫苏叶6g，桂枝9g，生姜9g，炙甘草6g，炒白芍6g，大枣（切）3个，苍术9g，厚朴9g，陈皮9g，柴胡9g，枳实9g，黄芩9g，茯苓25g，泽泻25g，猪苓15g，白术15g。10剂，可泡脚20次。

　　鉴于患者不是感冒，又需久泡，遂将麻黄换成了紫苏叶。长期久坐爱喝水却口渴，加上了五苓散。颜值问题困扰 10 余年，加四逆散疏解心情助透疹。阳明经湿热有痘久矣，舌苔厚腻，加平胃散力求除病根。另加黄芩清上焦之热。

1 个月都不见患者回复，我以为他放弃了这次"不太科学"的行动。没想到他自己又多抓了几剂药，坚持每天泡脚 1 个月，痘痘竟然全消了。看来一旦让严谨的"科学男"开启了"程序"，就会严格执行下去。几个月后春暖花开，小鸟鸣唱。我想"科学男的春天"是不是也来了？于是，我好奇地打听患者的个人问题解决了没。朋友说："解决啥呀，痘痘是没了，但还是没有女朋友。"

我："为啥呀？"

朋友："具体我也不知道，就听他经常喃喃自语，'咋还没有女生喜欢我呢？这不科学呀'！"

唉，希望科学男的春天早点到来！

按： 葛根汤出自《伤寒论》第 31 条"太阳病，项背强几几，无汗恶风，葛根汤主之。"麻黄 10～15g，葛根 30～50g，桂枝 10～12g，芍药 10～30g，炙甘草 10～15g，生姜 15～20g，大枣 5～15 个。主治头痛，发热，恶寒，项背强紧，脉浮有力者。现代应用包括感冒、流感；中耳炎、鼻窦炎、结膜炎；大肠炎、痢疾初期；神经痛、风湿性关节炎；面神经麻痹、咬肌痉挛症；疖痈初期；颈椎病、落枕等。

各抒己见

张博： 我们吃进去的食物要在胃、肠，尤其是小肠、大肠消化吸收，从胃、小肠、大肠吸收进来的营养物质首先要通过一条血管流入肝脏，医学上管这条血管叫门静脉，谁先给这条静脉血管起名叫门静脉不得而知，估计意思就是这条静脉血管是各种物质真正进入机体的门户。其实在前面讲的内环境和外环境之间还有一个过渡环境，就是呼吸道和消化道内的环境，这两个部位的环境既不同于内环境，也不同于外环境，过渡环境对人体的健康非常重要。从肠道吸收进来的各种物质通过门静脉血液进入肝脏，当人患有严重肝硬化时，血液不能流过肝脏，就会导致大量的血瘀积在门静脉里，从而造成门静脉高压。也就是说人体从肠道吸收进来的营养物质先要流入肝脏而不是其他地方，即肝脏是营养物进入体内的第一站。过去我们说脾胃功能不好，容易影响血液出现皮肤病。从肠道进入血液的除了这些营养素，还有各种各样的有害物质，如食品添加剂、农药、细菌、病毒等种类。一方面这些有害物质种类繁多，甚至多到我们无法想象，另一方面，有害物质的量也较大。如果这些东西不祛除，流向全身，后果会很严重，甚至危及生命。肝要做的就是去除这些杂质，使营养素可以真正安全地被人体利用。如果肝的功能不好了，对这些杂质的去除能力下降了，人体就会出现问题。我觉得很多所谓的过敏性疾病都有可能是肝功能变差引起的。这就很有意思，就像肝和肠道是配合工作的，肠道负责消化食物，吸收营养素，而肝脏负责对营养素进行提纯。肝不仅对营养素提纯，还是很多维生素贮存的场所，也就是说肝是维生素的仓库，如维生素 A、维生素 K、维生素 B_1、维生素 B_6、维生素 B_{12}，还有叶酸。而泡脚时药效不通过肝肠循环，直接通过静脉回流入心脏，再从动脉血作用于各器官。所以，小儿肝肠功能不好时导致的上呼吸道症状，泡脚可能比内服更快见效。

余峰：这就是大柴胡汤、柴胡加龙牡汤的最佳诠释，也是刘渡舟老中医用柴胡剂治疗肝病为何效果如此明显的原因！

李光莲：那肝功能不好的人可以泡脚解决喝中药的问题了。

张博：是的，应该比内服效果更好。但是要注意药物的不良反应，因为没有肝脏代谢了。余师兄用银翘散就是气味吸收更多，更快速起效，直接作用在呼吸道。

余峰：黄煌老师主张用柴胡加龙牡汤来泡脚。

（赵　静）

"逆子"汤专治各种不服

　　赵静医师，硕士研究生，毕业于北京大学，后因痴迷中医，遂跟随王老师学习中医，其天资聪慧，进步很快，运用自己学到的医学知识帮身边亲戚朋友解决不少病痛。现分享其用四逆汤泡脚，对战叛逆期孩子的各种不服。

　　相信很多家长都有这种感觉，家有"中二"（初中二年级学生）如同拥有一座"活火山"，不知什么时候就要喷发一下。不管以前是多乖巧的孩子，到了这个年纪让人讨厌。回想自己"中二"时，叛逆的苗头刚冒头就被父母的一系列制裁措施掐死在摇篮里，大气儿都不敢出。谁承想30年后成为"中二"家长，还是大气儿都不敢出。还好这一年我又迷恋上了经方泡脚的养生模式，于是我成功晋级（沦陷）为一位低眉顺目"伺候洗脚水"的老妈。

　　这一年，我家"中二"最享受的就是四逆散泡脚汤。四逆散方：甘草、枳实、柴胡、芍药等量。这是医圣张仲景的名方，历代名医屡用不爽的看家武器，今天却被我拿来活用专治"中二"不服气。

　　起初，我用四逆散泡脚是为了缓解孩子手足欠温的问题。孩子从小升初一路走来，长期处于"内卷"的大环境中，高压学习，久坐，缺乏户外活动，情绪低落，明显阳气不足，手脚偏凉。四逆散泡脚1周，手脚不凉了，令人惊喜的是性格活泼可爱多了，也不那么容易生气了。

　　后来我发现，四逆散好处真多。脑门长痘（轻微的），泡一泡，痘痘就消了；学习压力大，肌肉紧张，轻微腹痛，痛经等，加大芍药用量，泡一泡也就缓解了。火山（情绪）快爆发时，泡一泡，也就没有那么可怕了！

　　某日，孩子考试成绩推送手机，我一看考砸了，"火山"又要爆发，赶紧去熬四逆散。可我忘了，孩子他爸也看见了。也不知道是不是我家厨房隔音太好，我兴冲冲地端着洗脚水从厨房出来时，只见脸憋得通红的老父亲和"中二"一言不发，怒气冲冲，四目相对站在客厅中间。我一看，完了，预防措施没做好。"火山"已经爆发了！父女俩正处于僵持阶段，谁也不服谁！

我下意识地问了一句："谁泡？"

"我泡！"他俩同时大喊道。

"一盆水哪够俩人泡？不适合你。"我对着孩儿他爸说。

"凭啥？"他又问。

这话还真不好接了。于是我说："逆子汤，专治各种不服！你泡不泡？"

"我的，我的。""中二"这下反应过来了，嬉皮笑脸地把泡脚水接过，听歌泡脚去了。

孩儿他爸也松下来了，问我道："我也生气，就没啥待遇？"

"你吃点药吧，丹栀逍遥散，自己拿去。"我说"单支？上次不是还跟我说生气吃两支吗？到底是单支还是两支？"孩儿爸问。

哎，我太难了，就这智商，斗得过中二"逆子"吗？

一盆四逆散泡脚水，很快就让激烈的战斗结束，烟消云灭，家里安静了。四逆散泡脚真神奇！

按： 四逆散方出自《伤寒论·辨少阴病脉证并治》，"少阴病四逆，其人或咳，或悸，或小便不利，或腹中痛，或泄利下重者，四逆散主之。"方证为胸胁、腹部疼痛，紧张，胀满，或四逆者。师父王幸福指出，四逆散专治阳气郁结，胸中怒火证。现代医学研究发现，四逆散对神经系统疾病具有调节作用。

（赵　静）

小柴胡泡脚招回"神兽"

一天凌晨我被"神兽"（女儿昵称）推醒："妈妈，我头痛，发热，今天不去上学了。"等我清醒过来的时候，神兽已经睡回笼觉了。当妈的都是操心的命，赶紧去问诊。

发热，偏头痛，我沿着胆经的位置把孩子的头按了一遍，反馈都很痛。再问，有咽干口苦，毫无食欲，情绪低落，不想上学。排除了无汗和便秘后，我想，没跑了，是小柴胡证。

有把握之后，我跟她说："治病可以，治好了得答应我一个条件。"这种城下之盟的威胁哪有不从的道理，神兽答应了。天亮之前，我在厨房熬好了小柴胡汤。浓郁的香味诱惑的我差点一口气给喝了。话说《伤寒论》的113个方子，在我心目中，小柴胡汤的口味绝佳，能排前三。

煎好药问神兽喝不喝，神兽说没胃口。哎，果断兑开水泡脚。那天最让我难忘的是神兽的泡脚姿势：除了小腿与地面垂直，其他部位全部与地面平行，就这么睡着觉把脚泡完了。又睡了1小时，体温恢复正常，我叫醒了她，问："头还痛吗？饿吗？"神兽懒洋洋地答道："嘿，真不痛了，真神奇！妈妈，我还真有点饿呀，也不那么难受了。"我偷偷乐着说："起床吧，吃点早饭。"

早饭期间，我跟神兽聊天道："你想不想迎来人生的高光时刻？"

神兽答："做梦都想呀。"

我说："你看咱家中医覆杯而愈的例子很多，可是外人都不知道呀。你吃完饭就上学去宣传一下吧。你看，从发病到治愈一共才4个小时，你创造了奇迹呀！你用亲身经历宣传中医，才能有更多的人相信！"看孩子有点犹豫，我马上软硬兼施："你不是说治好了答应我一个条件吗？上学去！"

就这么着，神兽被我忽悠着上学去了，还赶上了上午十点的课。一天很快过去了，晚上神兽回家，垂头丧气。我一看，不对劲呀，问道：

"人生的高光时刻感觉如何？"

神兽委屈地说："妈妈，我今天跟人宣传了一天中医覆杯而愈的故事，没有一个人相信我，连闺蜜都不相信我。"

我心里想，那不应该呀，这么严谨的事情，咋没人信呢？我问道："同学们都说什么了？"

同学们说："中医都是慢郎中，说我睡过头就说睡过头了，说什么'覆杯而愈'，就没见过感冒4小时好的。还说，这个借口他们小学的时候就用烂了，说我谎撒的太没技术含量了！"

我说："哦，那怪不得呢，我跟你们班主任一通解释请假销假的事情，她就回了我俩字。"

神兽："哪两个字？"

我答："呵……呵……"

看来，宣传普及中医知识还需要一个过程，革命尚未成功，同志仍需努力！

按：小柴胡汤出自《伤寒论·辨太阳病脉证并治》，"伤寒五六日中风，往来寒热，胸胁苦满，默默不欲饮食，心烦喜呕，或胸中烦而不呕……小柴胡汤主之。"柴胡10~30g，黄芩6~10g，半夏6~15g，人参5~10g，甘草5~10g，生姜10~15g，大枣5~10个。

（赵　静）

"豌豆射手"带来的灵感

某日清晨看到一位小患者妈妈的微信留言，给我逗乐了："赵神医，我娃抠鼻子，你会治吗？"本想回复"不会"，但虚荣心作祟，心想"神医"连抠鼻子都不会治，岂不让人笑话？硬着头皮问娃娃还有什么症状，回复更绝："舌苔好得很，没啥毛病了，就鼻子痒，抠鼻子，打喷嚏。"哎，从孩子妈妈这儿也得不到什么信息了，还好这个孩子的状况我比较了解，于是静下心来细细琢磨。

孩子5岁，之前1个月一直在泡脚治腺样体肥大，现在晚上能闭嘴呼吸了，期间鼻炎复发，又换方泡脚，鼻炎基本好了。还真如这位妈妈所说，就剩打喷嚏、抠鼻子了。情急之下，突然理解了这位妈妈。孩子从3岁多开始张嘴睡觉，有时晚上憋醒哭闹，妈妈近1年多几乎没有睡过一个好觉，此时害怕旧病复发，除病根心切，一点蛛丝马迹的症状也不愿放过。前因后果找到了，还是没有开方的思路。

《伤寒论》治抠鼻子，该用什么方呢？"我小声嘟囔。百无聊赖之际，玩植物大战僵尸。心里想着《伤寒论》，手里玩着植物大战僵尸，看着屏幕中的豌豆射手大战僵尸突然来了灵感。这六经之说有点像游戏里面的六道大关，每个方证又像里面的一小关。打到什么关卡就要用什么样的植物武器对付僵尸，随着关卡难度增加，所选植物需要越来越厉害，组合越来越复杂，方可过关。既然病进如打游戏过难关；那么病退，是不是犹如游戏关卡倒放，回到最初呢？这么说的话，最简单的第一小关就是豌豆射手单挑僵尸，那《伤寒论》里的"豌豆射手"岂不就是著名的伤寒第一方——桂枝汤吗？

再细想小患者主症，打喷嚏就是鼻鸣，抠鼻子、鼻痒就是恶风。于是开泡脚方如下：桂枝12g，炒白芍12g，炙甘草8g，生姜3片，大枣3个。考虑到小患者鼻腔久病初愈，表皮细胞尚未恢复。王幸福老师说过，防风、羌活有改善微循环的作用，又加了防风9g，羌活9g。3剂，泡脚

6次。

1周后，惜字如金的小患者妈妈给我留了言："娃儿有关鼻子的一切毛病都好啦！"隔着手机屏幕我都能感受到这位妈妈的如释重负。我也替小患者开心。感谢豌豆射手，啊，口误口误，感谢伤寒论第一方桂枝汤！

按：桂枝汤，《伤寒论》的第一方，历代医家对其推崇备至。"此为仲景群方之魁，乃滋阴和阳，调和营卫，解肌发汗之总方也。"《伤寒论》113方中有44方与之有关。组成为桂枝6～12g，芍药6～12g，炙甘草3～6g，生姜6～12g，大枣12个。水煎服，分3次服，不出汗再服。主治头痛发热，汗出恶风者。现代应用包括体质虚弱的感冒；五官科的病毒性角膜炎、春季卡他性结膜炎、过敏性鼻炎；荨麻疹、湿疹；月经疹、经后腹痛、妊娠发热、产后汗出便秘；自主神经功能失调导致的汗出异常、疲劳综合征。

（赵　静）

从治腿痛到治好耳鸣的思考

某日清晨，我收到了父亲的"投诉"。

父亲说："让你给我治腿脚无力容易摔跤，谁让你给我治耳朵了？"

"耳朵怎么了，爸？"我怯怯地问。

"耳朵咋了？都聋了（老年人耳背）这么多年了，突然啥都能听见了，太吵了，你妈在厨房说我坏话我都能听见了！"父亲说。

我又问："那你腿脚无力好了吗？"

父亲："好了呀，现在出去遛弯 1 小时都不打虚！"

父亲怨声载道，我却如获至宝，赶紧翻看病历。之前换了好几个方子给父亲治腿脚无力，时效时不效，苦闷之际看到王幸福老师治疗腰腿痛的常用合方，以"四逆散、当归补血汤、四味健步汤、活络效灵丹"治疗腰腿痛，方才有这奇效。

医案 1

赵某，男，70 岁。

症状：走路突然腿软，静脉曲张，脉弦滑，咳嗽有痰，舌红苔白腻。

处方：柴胡 10g，枳壳 10g，炒白芍 10g，生甘草 10g，丹参 30g，川芎 15g，怀牛膝 15g，石斛 30g，陈皮 12g，清半夏 12g，茯苓 30g，干姜 3g，五味子（敲碎）6g，鸡血藤 30g，益智仁 30g。10 剂，水煎服，每日 2 次。

此方以四逆散、四味健步汤为主方，加二陈汤化痰，加干姜、五味子止咳，鸡血藤活血通络。1 周后，患者走路时基本不会有突然脚软踩空的感觉了，尚有夜尿频，眼睛模糊之感。遂加益智仁、山药针对夜尿频，治眼专药密蒙花、菊花，又服 5 剂，诸症俱减。

从感性认识到理性认识。患者耳聋之顽疾突然恢复，实在意外，难道是祖师爷显灵？困惑之际，与师兄张博分享医案，探讨所以然。师兄果然技高一筹，很快就提示我，是否考虑到了"营养神经"的作用？并提到王幸福老师在治疗神经性疾病中使用灵芝的经验。见我反应迟钝，不一会儿工夫，师兄就发来了一系列中医成分研究的学术论文内容，索引如下。

石斛中的生物碱有改善大脑记忆和认知功能障碍的活性，能够保护神经。

石斛中的多糖对骨髓间充质干细胞向神经养细胞分化，对 HT22 海马神经元有保护作用。

牛膝多肽神经保护作用。

丹参有效化学成分在临床应用于缺血性神经损伤、神经系统出血症、外伤性神经系统损伤等神经系统疾病中，有一定疗效。

灵芝具有抗衰老益智作用，能够辅助治疗阿尔兹海默症，促进神经系统功能恢复。

益智仁在神经退行性疾病中有重要作用。

鸡血藤外用有改善急性面神经炎的面神经功能。

四逆散经常在某些神经系统疾病中被应用，如精神抑郁、失眠、偏头痛、周围神经病变。

于是，我们得出以下结论：四味健步汤（石斛、赤芍、牛膝、丹参各 30g。主治糖尿病足、腰痛、下肢静脉血栓、脑供血不足等）中的丹参、石斛、怀牛膝及灵芝、益智仁、鸡血藤等药物也具有营养神经的作用。四逆散具有多种神经性疾病的修复作用。

以上方剂专药的组合使用起到了修复老年人运动神经和听力神经的作用，治好腿脚的同时，也治好了神经性耳聋。值得注意的是，四味健步汤的营养神经作用是综合作用，或对中枢神经、周围神经和神经末梢都有修复作用。故可作为神经性疾病的专方使用。

从理性认识到实践指导。父亲耳聋治好了，亲戚们把这事儿传开了，不久李叔找到我，说他耳鸣耳聋 1 年多了，中西医都看遍了，没有任何效果，越来越听不见了，让我给治疗。实在盛情难却，我勉为其难答应试试看，现记录如下。

医案 2

李某，男，65 岁。

症状：耳聋耳鸣 1 年有余，眼睛干涩，脑供血不足，高血压，尚无明显腿脚不利。舌红苔白腻。

辨证：痰蒙头窍，五感不灵。

处方：柴胡 10g，枳壳 10g，炒白芍 10g，生甘草 10g，丹参 30g，川芎 15g，怀牛膝 15g，石斛 15g，陈皮 15g，清半夏 15g，茯苓片 30g，益智仁 15g，山药 15g，白蒺藜 12g，密蒙花 12g，白芥子 6g，白芷 10g，羌活 10g，鸡血藤 30g。12 剂，水煎服，每日 1 剂，日服 2 次。

此方以二陈汤除白痰，化解痰湿，清利头目；四逆散，疏肝理气协助消痰；白芥子、白芷取自散偏汤，此处豁痰专用；羌活祛风通络；丹参、鸡血藤活血通络；白蒺藜、密蒙花，为眼科专药，亦通耳窍；益智仁、山药，补肾益精。

四味健步汤营养神经，力求修复听力神经系统，羌活改善微循环，鸡血藤修复面部神经。四逆散亦兼营养神经之用。益智仁抗衰老，益智。

两种思路相结合，12 剂后患者耳鸣大大减少，听力也提高了不少，心情大好。想起 1 个月前患者跟我视频，基本都是对方的耳朵贴在镜头前听我说话，此次和我聊天，完全可以面对面聊天，谈笑风生！大家想一想，如果仅按照传统思路，痰蒙头窍，以祛痰理气活血思路治之即可，怎么也不会想到用治疗下肢痿软的四味健步汤呀。正是因为老年人的耳聋是神经退化的一种表现，结合营养神经的现代医学理念，加上此方，才显立竿见影之效果！

传统医学奥妙无穷，结合现代医学之科学成果，多多发掘，举一反三，是吾辈之重任与幸运！

（赵　静）

脂溢性脱发治验心得

临床上有相当多的脱发患者并不是虚证而是实证，尤其是年轻人和脂溢性脱发者，这类患者不能用滋补的办法，只能用清热利湿，疏通经络的办法。此类患者并不缺乏营养，反而是营养过剩，阻塞毛囊，导致脱发。观此类患者大多头皮油渍较多，一摸满手指都是油，头发油黑锃亮，舌红苔腻，脉象滑实，能吃能喝，荤腥不忌，精力旺盛，看不出一点虚像。方药一般取龙胆泻肝汤和三黄泻心汤加减。

医案1

余某，男，42岁，患脂溢性脱发。每晨起枕巾落发成片，头顶片片成秃。经人介绍，前来诊治。余问曰：头皮痒否？曰：甚痒。问：头皮溢出脂液为何味？曰：以指甲揩而嗅之，有臭味。切其脉数，视其舌红绛。乃命侍诊学生书三黄泻心汤予服。

大黄黄连泻心汤方：大黄二两，黄连一两。上二味，以麻沸汤二升渍之，须臾绞去滓，分温再服。

三黄泻心汤由大黄、黄连、黄芩三味药组成，为商朝伊尹所创。方子传到东汉末年，又为张仲景《伤寒论》所收，但仲景用的是大黄、黄连，缺少黄芩，所以称之为大黄黄连泻心汤。宋林亿等人校医书时，认为本方当有黄芩，系属脱落之误。

学生不解余意，问三黄泻心汤如何能治脱发？

余曰：发为血余，而主于心。其人头皮甚痒，为心有火之象。皮脂有臭味，亦为火臭寒腥之义。且脉数舌绛，非心火旺而何？心主血脉，今心火及血，则血热而不荣于毛发；发脆则脱，液多则痒，此乃头痒发脱之所因。

余用三黄泻心汤泻其心火，凉其血液，坚其毛发，肃其脂液，服药后其发必不脱矣。患者果服药3剂，大便作泻，小便黄如柏汁，从此头

痒止，发不落而病愈。（刘渡舟运用三黄泻心汤验案）

医案 2

邢某，女，22 岁，西安某大学研究生，2008 年 9 月初诊。

诉最近一段时间突然发现头发逐渐脱落，以头顶部较显著，梳头、洗头或搔头皮时脱发更甚，病损部位发根较松，容易拔出。平素爱吃荤食，尤其爱吃肯德基，口苦口干，晨起口黏，小便短赤，有时伴热感，舌质偏淡，舌苔黄厚腻，脉象滑实。曾服益气养血、滋补肝肾、养血祛风，以及胱氨酸、维生素类等中西药物，局部涂生姜等均未见明显效果。近日忧心忡忡，精神压力和心理负担增大，生怕头发掉光。

外观头顶部毛发已稀疏，病损处皮肤光亮，发根疏松，易将毛发拔出，其余头发乌黑油渍。

辨证：肝经湿热，循经上扰巅顶，经络气血瘀滞，毛发失养。

治则：清肝利湿泻热。

处方：龙胆泻肝汤加减。龙胆草 15g，生栀子 12g，黄芩 10g，生地黄 12g，车前草 15g，泽泻 15g，木通 10g，生甘草 6g，当归 10g，柴胡 24g，赤小豆 15g，牡丹皮 12g，侧柏叶 30g，豨莶草 30g，生首乌 30g。10 剂，水煎服，每日 3 次。

复诊：患者服上药后舌苔黄腻已除，脉象滑实转为细软，食减，口已不苦不干，小便已清，病损区已布满短嫩发，梳头时已极少脱发，拟改用参苓白术散善后。后追踪随访，疗效巩固，未再出现脱发。（古道瘦马医案选）

按：上述两案，一是已故名医大家刘渡舟的经典医案，二是本人治疗众多脱发医案之一。均从辨证入手，针对病机，断为实证，不落俗套，清热利湿，活血疏通于一体，故收速效。在此，再次强调治疗脱发时，一定要辨证，分清虚实寒热，该清则清，该补则补，千万不要一味蛮补，一根筋。中医辨证是根本，切记，切记。

（王幸福）

当归四逆汤治手脚冰凉

我在临床上也经常使用当归四逆汤，主要用于治疗手脚冰凉，但是有时有效，有时无效，就算有疗效，也不是特别明显。

刚毕业的时候，所有的方剂都按书上的剂量来使用，书上的剂量是当归 12g，桂枝 9g，芍药 9g，细辛 3g，通草 6g，大枣 8 个，炙甘草 6g。后来又到医院实习和进修，见到有些主任用的也是这些剂量，就算剂量再大一些，顶多也就是 1.5 倍。再看疗效呢，只能说甚微。现在看来可能有两个问题，第一，只看现代方剂学的解释，而没有参照古文的剂量。第二，可能是考虑责任问题，尤其是中药细辛不过钱这一说法。

第一次看王幸福老师书上所写当归四逆汤的剂量吓了我一跳，现摘录如下。

入冬以后，有不少青年女性找我咨询和治疗手足冰凉，且不少网友也问到这个问题，甚止有的人问得更细，能否常喝阿胶或吃大枣、龙眼。这么多人关心这个问题，看来这不是个小问题，所以有必要谈一谈这方面的话题和治疗。手足冰凉，尤其是青年女性，并不是什么大问题，也不是什么疑难杂症，早在 2000 多年前医圣张仲景就解决了这个问题。

《伤寒论·辨厥阴病脉证并治》第 351 条谈的就是这个问题，"手足厥寒，脉细欲绝者，当归四逆汤主之。当归四逆汤：当归三两（45g），桂枝三两（45g），芍药三两（45g），细辛三两（45g），炙甘草二两（30g），大枣二十五枚，通草二两（30g）。上七味，以水八升，煮取三升，去滓，温服一升，日三服。"方中剂量为我临床习惯用量。

看完后别的剂量我都能够接受，只是细辛 45g，我真是有点接受不了，这 45g 的细辛不会有不良反应吗？查阅了一下《中药学》上写细辛用法用量 1～3g，散剂每次服 0.5～1g，外用适量。难道是王幸福老师写错了？

后来我又查阅了很多相关的材料，找到了一个靠谱的说法：细辛用量的论述，以目前的资料看，最早见于宋朝陈承《本草别说》："细辛，若单用末，不可过半钱匕，多用即气闷塞，不通者死。"一钱匕相当于1.5～2g，半钱匕即不超过1g。后广传于明朝李时珍《本草纲目》，其引《本草别说》，"承曰：细辛，若单用末，不可过一钱，多则气闷塞，不通者死。"他把半钱匕说成一钱，好像是比《本草别说》的量要大（古之一钱约折合今之3g），但因为《本草纲目》的影响较大，后世医家以讹传讹，没有理清"若单用末"，无论汤剂粉剂、复方单方，一概说成"不可过一钱"，直到现在。

那么细辛究竟有没有毒性？宋朝陈承所说是否可信呢？据现代药理研究表明，细辛主要含挥发油，油中的有效成分为甲基丁香酚（约50%）、黄樟醚（10%）及榄香素等，有毒成分为黄樟醚。细辛挥发油对蛙、小鼠、兔等初呈兴奋现象，随即陷入麻痹状态，逐渐使随意运动及呼吸运动减退，同时反射消失，终以呼吸麻痹而死亡，呼吸先于心跳而停止，对心肌、平滑肌有直接抑制作用。醇浸出液在兔身上，能拮抗吗啡引起的呼吸抑制。对小鼠灌胃与静脉注射，其半数致死量分别为123.75mg 及 7.78mg/10g。

细辛醇浸出液之毒性大于水煎剂，所以与"多则气闷塞，不通者死"是吻合的。之所以临床汤剂用大剂量也没事，是因为细辛在高温中煎煮30分钟后，挥发油中的黄樟醚仅存原药材的2%，所以，假如粉剂用1g有效的话，汤剂煎30分钟就要用到50g才有效。如果汤剂"不过钱"，则连隔靴搔痒的作用都没有。另外，现在细辛的品种与传统品种也有很大差异，传统品种应为华细辛，与之相近的为北细辛（辽细辛）和汉城细辛，此三种都是现在《中国药典》收载的药用细辛正品，而现在有些地方更用土细辛（除正品外的其他细辛）代替正品细辛，效果更大打折扣了。

实验证明：正品细辛中的甲基丁香酚和黄樟醚含量远高于非正品，三种正品细辛中的甲基丁香酚含量依次为汉城细辛＞北细辛＞华细辛，黄樟醚含量华细辛＞北细辛＞汉城细辛。还有药用部位也有不同，传统细辛是用根部入药，现在是全草入药，而其挥发油含量从多到少依次为根、全草、叶。采收季节也不同，传统是农历二月、八月采收，此时所含的有效成分最高，而现在因为利益的驱使，就不一定分季节了，其有效成分就很不稳定了。

所以细辛的用量应根据具体情况而定，如果用末（不管单用还是复方）遵照"不可过一钱"是对的，但如果入汤剂则绝不可如此，否则用了等于没用，那就无怪乎中药没效、中医无用了。但此等谬误何时能休呢？这里用充分的理论和实验提到煎汤30分钟需要用50g才能有效，更有些材料中提到60g也没有问题。可见王幸福老师细辛煎汤剂45g是肯定没有问题的。

有了这些理论的支持，我决定先用15g细辛试试看。

医案

患者，女，39岁，身体容貌瘦弱，面色略显苍白，诉自幼手脚冰凉，生产后尤其明显，每到秋冬季节更为严重，天气刚转凉就得穿上厚鞋并戴上手套，明显比别人早了一个季节。月经错后量少，容易痛经。平时还会有遇凉水后手关节痛的毛病。脉象沉弱，舌淡白。

处方：当归20g，桂枝20g，赤芍20g，细辛15g，丝瓜络20g，川芎10g，熟地黄30g，菟丝子15g，鸡血藤15g，生姜30g，炙甘草15g，大枣（切）15个。10剂，水煎服。

复诊：我先关注的是是否有中毒现象，婉转地询问了患者服药后有没有相关中毒反应症状，即头痛、呕吐、胸闷、呼吸急促、躁动不安、面色潮红。患者对这些一一进行了否认，只说吃药之后手脚开始暖和了，面色也开始红润了，感觉舒服了很多，并没有什么不良反应。

这些回答令我欣喜异常，原来中医不传之秘真的在于"量"！也再次感叹王幸福老师尊重古方剂量的应用疗效，这些剂量的应用是在学校和医院所学不到的。这些古方的剂量也正是方剂有效和无效的原因，于是我又给这位复诊的患者开了10天中药，剂量加大到王幸福老师书中的剂量。

处方：当归30g，桂枝30g，赤芍30g，细辛45g，丝瓜络20g，川芎

10g，熟地黄 60g，菟丝子 15g，鸡血藤 15g，生姜 30g，炙甘草 15g，大枣（切）15 个。10 剂，水煎服。

三诊：患者表示效果更好了，手脚已经基本不凉了，于是我又给她开了 10 天的中药，基本上治愈了这个疾病。

按： 王幸福老师在这篇文章的最后写了这样一段文字："临床上我治疗此证比较多，尤其是青年女性，现代医学多归为末梢血液循环不好或雷诺病，亦有认为是缺铁性贫血，但没有什么好的治疗方法。在这方面中医治疗却是长处，治疗效果还是好的，方子就是以当归四逆汤为主进行加减。实践证明，仲景不欺我也。"最后我要说的是我们开诊所就是靠疗效吃饭，没有疗效就没有患者，没有患者我们就不能生存发展下去。所以多学习才是我们唯一的出路。

（常　文）

常年腰痛案

13 年腰痛之疾，药 1 剂而愈，这不是神话，而是事实。

医案

蒋某，女，40 岁，家庭妇女，汕尾市捷胜镇人。2022 年 4 月 8 日初诊。患者有甲亢病史，自 13 年前产第一胎后出现腰痛，时痛时止从不间断，近 3 天加重而就诊。

症状：腰痛窜及大腿后侧（坐骨神经），面部痤疮，月经色黑，舌质瘀斑苔薄，脉沉细涩。

辨证：产后失养，气虚血瘀，经络阻滞。

处方：活络效灵丹加减。丹参 30g，当归 15g，乳香 10g，没药 10g，黄芪 60g，桂枝 10g，白芍 30g，生地黄 18g，柴胡 12g，黄芩 10g，知母 10g，黄柏 10g，陈皮 10g，炙甘草 10g。7 剂，每日 1 剂，每剂煎 2 次，每次煎半小时。

2022 年 4 月 19 日患者来电反馈，18 日傍晚服药后大便泄泻几次，晚上全身瘙痒，皮肤出现小疹，今晨脸部也有。但同时诉今晨起来十几年之腰痛竟然不痛了！没想到 13 年腰痛之疾，药 1 剂而愈。患者问余药还要不要煮，我交代暂时不要煮，王幸福老师猜测应该是乳香、没药过敏。

患者产后失养，情志郁结，气虚血瘀，经络受阻，出现一派血瘀征象，方选清朝临床大家张锡纯名方活络效灵丹。该方临床用于治疗气血凝滞，疝瘕癥瘕，心腹、腿臂疼痛，内外疮疡，一切脏腑积聚，经络瘀阻等。黄芪、桂枝、白芍（黄芪桂枝汤意）；柴胡、黄芩疏泄少阳，合白芍（四逆散意）治情意郁结。知母、黄柏清其虚火以治痤疮（知母能制黄芪性热，陈皮防其胀），生地黄凉血清热配合效灵丹入络清热和血。

按：我之前诊病治病多数以一方加减而治，疗效平平，自从跟诊王幸福老师后，受老师学术思想影响，临床思维大为改变，疑难重病大都以合方治之（又叫"围方"），从此疗效倍增。如师父所说，对一些大病、重病要敢于大方复进，重复用药。这个思想就和现代医学用抗生素的道理一样，临床上应用一种抗生素疗效不佳，可用二联，甚至三联。每每临床上遇到一些疑难杂症，用师父的思路常会收到意想不到的好效果。

（胡声华）

生气腰痛案

2021年7月我在中医院三楼疼痛科遇到了一位住院患者,裴某,女,52岁,山西榆社县人。请我给她治疗剧烈的腰痛病。

患者腰椎间盘突出3年,平时只有洗衣服洗头或擦地板时偶有腰困痛,可以自行缓解,久坐后左下肢坐骨神经循行处不适,可以忍受。1周前腰痛突然加重,不得翻转挪动。住院1周,理疗、蜡疗、针灸等治疗不见好转。

对于这种疑难病的问诊,我一般是很仔细的。一定要问痛得时间长短?什么时候加重?什么时候减轻?必不可少的是一定要问是否搬提重物?是否受凉才导致加重?然而该患者回答都不是。

我问她:第一天还好好的,怎么第二天突然就痛得这么严重?没有诱因吗?

当时她从病房进入诊室是家人搀扶着的,表情痛苦,龇牙咧嘴的。问诊完了让她坐下看诊,不能一直站着吧。就"坐下"这个简单的动作,她摆了不知多少种姿势,试一下都不行。不能坐,又换了个姿势,还是不行,坐不下,最后勉强坐下了,但是上身不直,歪歪扭扭的将就坐着。

我自言自语说道:好好的怎么会突然痛成这个样子?她哭了……一是痛的七八天不缓解,折磨得受不了。二是和上中学的孩子生气。我当时就明白了——气郁!

7天前,孩子放学回家,和孩子生气吵架,吵完后气哭了,后来侧躺而睡,正值夏季,腰部外露,窗户未关。我明白了,气郁受风,经络鼻塞不通,不通则痛。当时考虑了3个方子,四逆散、逍遥丸、独活寄生汤,但总感觉不是很合适。治病求因,既然是气来的病,那么就让它从哪来回哪去。从肝论治,首选四逆散,正要开方患者又说3天没有排便,能不能也加点药,把便秘的问题解决一下?这下算是清楚了腰痛加重的病因病机了。

四逆散不变，加生白术 80g，大量生白术既可以通便，又可以治血郁腰痛，该理论出自于清朝名医陈士铎的《辨证录》。陈士铎认为白术擅利腰脐之气，散腰脐死血，故以白术为主治疗腰痛。

正好 4 月我在山西傅山园讲课，有同行也分享了大剂量生白术治腰痛的经验。现学现卖就这样开了四逆散加生白术 80g，为了能让患者顺利排便，又加了生大黄（后下）10g。再加上患者悲伤直哭，故合上甘麦大枣汤，平安无事，调节神经，促进睡眠。拟方 3 剂，并嘱咐患者一旦腹泻次数多了，马上停药！下周复诊，随时联系。

周二的时候徒弟告诉我，那个腰痛的患者喝了药，腹泻 2 次，第二天早上起床后，腰就不痛了！神哉！妙哉！运用大剂量生白术治腰痛还真灵！看来陈士铎先生的思路及用药接地气得很，不欺世人，值得我们后辈运用体会。

此医案以腰痛为主症，但是拟方中没有过多用活血化瘀及止痛药，而是从病因入手，从肝论治，治病求因，所以效如桴鼓。

（巩和平）

韦编三绝拿下顽固性眩晕

医案

王某，女，60岁，山西五台人，家住太原。2022年1月初诊。3年前出现眩晕，恶心，耳后连头部均感不适。经过名老中医董大夫中药治疗后痊愈。前1个月接种疫苗后，原来的眩晕又复发了，暂且不说是否和疫苗有关，对症下药就完了。董大夫用药1周后，效果不明显，于是转介绍给我接手治疗。

症状：眩晕起于耳后到头部，心烦恶心，眼黑，感觉马上想大小便，未见耳鸣。舌淡苔白，脉沉细。

目前治疗眩晕我有两个高效方，药到病除，无论眩晕有多严重都可以治。于是先用了第一个方子，陈宝田老师的镇眩汤，就是四物汤、苓桂术甘汤、桂枝龙牡汤合方。镇眩汤中四物汤，苓桂术甘龙牡加，养血利水兼重镇，范围扩大效更优。7剂，以观后效。

复诊：患者诉效果不佳，实际上就是无效。陈士铎先生的常用语，一方不效用二方，那就换我们常用的柴陈泽泻汤。小柴胡汤、二陈汤、泽泻汤的合方，加了天麻、菊花、钩藤。7剂，早晚分服。心想这不该有什么问题了，肯定会好转的，心里挺有底气，因为以前眩晕是治一个好一个。

三诊：患者来了，面带愁容，结果明了，又是无效……这下有点抓瞎了，自信心瞬间没有了。这可需要好好地、仔细地询问一下具体症状了。询问过程中注意到一个细节，每次发病的时候总是想大小便，有管不住的感觉。这是中气不足，固摄无权，前两诊用了镇眩汤和柴陈泽泻汤无效，关键在于病机辨证不准，于是马上想到益气聪明汤，既可以治疗中气不足导致的头部不适，也可以治气虚导致的大小便失禁。

处方：益气聪明汤加天麻、菊花、钩藤、黄芪各60g。3剂，水煎早晚分服。由于前两诊都是7剂，没什么效果，这次试探性的先开3剂，看看效果。

四诊：患者隔了 1 个月来了，她不来我也没敢问，但是这次她开心了。她说第三次的药很管用，吃了 3 剂就好了，好了也就没来复诊。昨天有要复发的感觉，但没有发作，赶紧过来再开几剂药巩固。既然有效，效不更方，原方即可，不用改动。患者自己也强调别改了，那就原方 5 剂，继续服用巩固。此后患者再没有来过，微信回访已经痊愈，再未复发。

按：此患者之所以前两次治疗无效，是犯了经验主义、惯性思维与固有思维的错误。忽略了发病时有大小便失禁这一症状，因此疗效自然不好。三诊确定是中气不足后，用了益气聪明汤，3 剂药立马见效，5 剂药巩固，痊愈。

（巩和平）

当归四逆汤妙用治寒冷

医案

杨某，女，36 岁，孩子 2 岁，已断乳。

患者产后畏寒肢冷严重，和家人逛街回家路上冷得打战。诸多症状在此不述，患者强烈要求解决怕冷问题。然则患者全身寒冷，其畏冷范围大于四肢厥逆。余认为当归四逆汤对证，又恐力道不足，遂问有无头痛状况。患者说自己头胀痛烦闷。于是乎，自认为当归四逆汤加吴茱萸生姜汤治久寒，与之对证。

处方：当归 30g，桂枝 30g，赤芍 30g，细辛 30g，丝瓜络 20g，川芎 16g，熟地黄 30g，菟丝子 20g，鸡血藤 60g，生姜（自切 10 片）30g，炙甘草 16g，大枣（自备，切）12 个，制吴茱萸 30g。

方开完后我却犯了难，如此严重的体寒，剂量小了不管用。但现在医患关系这么紧张，这么大剂量会不会有风险？尤其是细辛用量 30g，如果内服会不会有什么不适。为保万无一失，我给患者做出了以下三项叮嘱。

第一，把方子一分为二，5 剂药分为 10 剂抓，先保证从药房顺利拿到药。

第二，2 剂药合 1 剂熬煮，保证药效。虽不内服，还是叮嘱最后 10 分钟开盖煮，助细辛挥发物排出。

第三，买一个恒温足浴桶，保持热乎乎的温度泡脚，尽量泡够 30 分钟。

当时我也不知道当归四逆汤泡脚是否有效，然秉承"脚凉就能泡"的原则，还是这么处置了。1 周后患者反馈，专门买了一个高端泡脚桶，每天幸福的享受泡脚时光，身上明显不怕冷了。令人惊喜的是，产后一直晚到、少到，甚至不到的月经终于回来了，而且一下回到了少女时的水平，之后月经结束继续泡完剩下几剂药，已经不怕冷了。不知道是药物作用，还是心理作用，患者表示现在几乎每天的状态都有变化，出门人见人夸，都说她气色好了，变漂亮了！女人爱美是天性，变美的满足感远大于变健康。

以上是一个再简单不过的小医案，不过也带来一些启示。

第一，《伤寒论》里的很多方子都可以泡脚起效，今天又打通了当归四逆汤这个关卡。

第二，细辛可以通过泡脚起效，那么麻附细类的处方如此处置都有可能有效。

第三，抓住女性患者心态，重视女性爱美的天性，可能比说教健康管理更有效。

（赵　静）

重用金银花治好腮腺炎

王幸福老师在《用药传奇：中医不传之秘在于量》中讲道：金银花又名银花、双花、二花、二宝花，为忍冬科属植物忍冬的花蕾，生于丘陵、山谷，林边也有栽培。主要功效为清热解毒，消痈疗疮。我们常用的著名方剂银翘解毒散中的主药之一就是金银花，一般常用的辛凉解表方也离不了它。不仅能在感冒发热时使用，还要敢于在一些火毒热证中去用，如常见的疮疡痈肿，只要是红肿热痛，火毒壅结，就大量重剂使用，无有不效，速收一剂知，二剂已之功。近日在门诊中治疗 2 例急性腮腺炎患者，用恩师思路都是 3 剂而愈。

医案 1

吴某，男，67 岁，退休干部。既往有高血糖、高血压、高血脂、肺栓塞、下肢动脉闭塞病史，本次发现双侧腮腺肿大 1 天，以右侧为重，可触及约 5cm×4cm 大小肿物，质硬，活动差，按压痛甚。舌质淡暗，舌苔白厚腻，水滑，脉弦细。疼痛难忍，张口困难，进食疼痛加重，因不愿口服抗生素来诊。

医案 2

卢某，女，26 岁，本院护士。既往无特殊病症，7 天前突发左耳后疼痛伴肿大，口服蒲地蓝、地塞米松等处理，左侧疼痛稍缓解但肿大同前，渐至右侧并见腮腺肿大伴疼痛。医生告知无特殊办法，居家隔离并等待自愈，患者因急切上班，遂求诊。

症状：无明显发热，可见双侧腮腺肿物，弥漫性肿大，约 5cm×5cm，质地中，压痛，未见红肿；舌质红，舌苔薄白，脉弦细。

上述 2 个案例治疗方法方式完全相同，中药内服加外敷，且都是 3 天而愈。具体方剂及治疗方案如下。

内服方（颗粒剂）：玄参 20g，丹参 30g，菊花 30g，金银花 50g，大青叶 30g，地龙 20g，牡蛎 60g，夏枯草 20，桃仁 10g，炙甘草 3g，蜈蚣 4g。

外用方（颗粒剂）：大黄 20g，鹅不食草 50g，连翘 50g，牡蛎 100g，白花蛇舌草 60g。

共 6 剂。外用擦洗每次用量 200ml。

用方思路及分析：急性腮腺炎为现代医学病名，多考虑为腮腺病毒感染，常以腮腺肿大为最突出的特征，可累及其他黏液腺、胰腺、睾丸或中枢神经等，治疗以抗病毒、抗感染、激素治疗等，无特效药物。中医名为痄腮，又名虾蟆瘟。多考虑为温毒病邪入侵，合并内因正气不足，正邪交争，积热瘀堵少阳经络所致。多见于儿童期，犹记我年少时周围同学经常出现腮腺肿大，两个腮帮子胖胖的，活像一只癞蛤蟆一鼓一鼓地吹气。当时医疗条件不如现在，但是都知道这是传染病，一有发现者就通知回家休息 1 周。那个时候我记得基本都不吃药，都是用狗皮膏药贴，往往三五天就消退了，至今仍不得知那个膏药贴到底叫什么名字，只记得外敷有效。

刚巧前后遇到 2 例急性腮腺炎患者，我就想起恩师在讲金银花一药时提到，凡是疮疡肿痛放心大胆用之，如是在古方普及消毒饮中加入大剂量金银花，同时借用小时候多见的外敷狗皮膏药思路，选择外用清热解毒、消炎消肿的中药辅助。2 例医案都是 3 剂而愈，疗效明确。

值得思考的一点是，第一例老年患者虽伴随多种基础病，因不愿口服抗生素等药，选择中药治疗 3 天治愈，既快又省事儿。而第二例患者为年轻女性，发病初期因不知中医可治类似疾病，选择药物治疗，按道理恢复得会更快，但最后自我隔离 1 周不愈即将又要被隔离 1 周，枉费时间、精力、财务（隔离期间算休假，无工资），还忍受了 1 周的疼痛不适，实在可怜。

（吴章武）

柴芍龙牡汤在精神类疾病中的应用

柴芍龙牡汤是王幸福老师在临证时经常用到的方子，老师也时常给我们分析其在治疗失眠、抑郁症等方面的应用，尤其是在 2022 年 10 月受邀参加慈方中医传承发展国际论坛中的讲课《分享两例抑郁症治疗的思考》中，更加深入分析了该方的适应证和辨证思维方法，让我受益颇多。通过日常学习实践，我发现如果该方用得好，方证对应，效果立竿见影！

下面我从门诊中挑选 2 例典型案例来谈一谈该方的应用。

医案 1：抑郁症、失眠

李某，女，30 岁，因患有抑郁症口服抗抑郁药近 2 年，自觉服药后整日云里雾里，毫无乐趣，遂自行停服，停服后因失眠来诊。

症状：自诉停药后 10 余天彻夜难眠，"躺在床上闭着眼睛，大脑是清醒的"。月经周期尚规律，但 1 天即净，舌质淡红，舌苔薄白。

该患者初诊时除了有严重失眠，别无他证，看似简单的案例实则麻烦。老师在弟子群里也反复强调这种抑郁症患者治疗起来困难，治疗周期较长，所以我初诊该患者时用时较长，耐心讲解病情的同时也告知需要患者自己积极配合，早晚散步 40 分钟，自己找一些兴趣爱好坚持，同时一并告知中药可能短时间无效等。

处方：四逆散加酸枣仁、磁石、茯神等。

用四逆散单纯是从理论出发，所有中医人都知道抑郁症多为肝气郁结，阳气郁而化火。

复诊：患者反馈无效。

说实话初诊无效完全在我意料之内，因为初诊时我开方的状态是心中空空。既然无效，难道真的无证可辨吗？于是我从头四诊合参，发现两个不起眼的症状，一个是患者说话容易口吃；二是舌头轻微颤抖。这

156

样一想反而简单了，这不就是惊悸的一种表现吗？果断用柴芍龙牡汤合炙甘草汤加减，其中生地黄用到 60g。

三诊：有睡着的感觉了，中午可以睡十几分钟。虽然睡眠总体还是很差，入睡仍需要 2～3 小时，反复醒来，但用患者自己的话讲，早上起床后知道自己昨晚有睡着的感觉了。效不更方，其中生地黄用到 120g，同时嘱患者买熟地黄煮水喝，每次 50g。

上案先后调服六诊。2022 年 10 月 22 日来诊，自诉现半小时内可入睡，夜间醒来 2 次，可很快再入睡，中午可睡 1 小时，而且这种睡是自己知道睡着的状态。同时我还发现一个变化，患者说话时不再口吃、伸舌时舌不再颤抖。

医案 2：失眠、早泄

李某，男，40 岁。既往失眠调愈后本月再发，同时鼻炎发作，患者本身脾虚较重。舌质淡红，舌上水滑，舌中裂纹纵深。

处方：补中益气汤合黄芪赤风汤、桂附理中丸加减。

复诊：因工作原因间隔 2 周才来复诊，鼻炎症状服药后已无不适，睡眠仍较差，同时希望一并调理早泄，近期疲劳感较重，性生活不理想，没有晨勃，勃起障碍且容易早泄。

处方：归脾汤合柴芍龙牡汤。嘱早晚运动，放松心情，多休息。

三诊：可连续睡眠 6 小时，疲劳感缓解，晨勃次数增加，勃起可，性生活时间较前长，但仍有早泄感觉。效不更方，前方加浮小麦 50g，水蛭 10g，生地黄 30g。

按：上述 2 个医案都以失眠为主，方剂也以柴芍龙牡汤为主方治疗，效果均算满意。现从药物方面简单分析。

第一，本方的关键是抓"胸满"和"烦惊"，伤寒原文是因医师误下后出现的系列症状。"胸满"可作胸胁苦满的简述，就是典型的柴胡证。"烦惊"可作烦躁惊悸的简述，这是伤寒原文中因误下或烧针后出现的"如狂、烦躁、惊悸"症状的综合表述，仲景在治疗这类案例的时候就用龙骨加牡蛎，所以凡是有柴胡证、龙骨牡蛎证的典型症状，就可以首选该方。

第二，本方的适用范围为失眠、烦躁、惊悸、早泄、耳鸣、高血压、抑郁症、眩晕等，前提是要有"郁而化火"的辨证基础。当今社会，人群普遍焦虑，精神压力较大，物质欲望刺激我们产生了"压力山大、内卷、诗和远方、幸福感不足"等一系列亚健康精神状态，我认为这也是该方在当今时代下能够"大放光彩"的基础。

第三，我认为本方的关键是龙骨和牡蛎、柴胡和白芍两个药对。前者是重镇安神、降逆肝火的主力军，因其主要药理成分为钙离子，具有神经镇静作用（此法学习于张博师兄），起到很好的治疗烦惊效果；后者从疏肝理气、养血柔肝的角度解决胸满症状。

（吴章武）

验方妙治盆腔炎

因常去果蔬店买菜和水果，一日与老板交谈中得知我从事中医，于是说出自己多年难言之隐的妇科疾病，多处求医，内服外用药多年一直未愈，病情反反复复，甚是烦恼。恰逢今日相遇，于是求治于我为她开方治疗。听完患者诉说后，我心生同情，想起师父王幸福用四妙散、薏苡附子败酱散治疗盆腔炎一方，认为正符合上症，于是处方。

焦某，女，48岁。2022年6月28日初诊。

症状：妇科顽疾已5年之久，少腹疼痛，白带黄绿色，质黏稠，偶尔有血丝，恶臭异味，阴部红肿瘙痒，尿黄灼热，饮食尚可。舌质红，苔黄，尺脉数。

辨证：下焦湿热。

处方：四妙散合薏苡附子败酱散加减。苍术15g，黄柏25g，牛膝10g，虎杖15g，生薏苡仁50g，制黑附子15g，败酱草30g，生甘草15g，车前草30g，白鲜皮15g，蛇床子10g，地肤子15g，小蓟20g，红藤15g，土茯苓30g。5剂，水煎服，每日3次。同时叮嘱患者药渣别扔，用来煮水，分2份和她丈夫分别坐浴。

复诊：一见面患者就露出了笑容，"王大夫真是感谢你，你这汤药没白喝，妇科病折磨我这么多年，吃了很多药就这次管用。白带不那么黄绿，也不黏稠了，阴部红肿瘙痒也好了大半，小腹不痛了。之前在店里卖菜时间长了，晚上回家红肿瘙痒特别不舒服，尤其是经期前后更严重，用双唑泰阴道泡腾片加外洗药，用了就好些，不用又反复。"我听患者说完后心中很是高兴，中医不是慢郎中，只要方证对应就会立起沉疴。方既有效，守方不变，再进10剂，用法同上。叮嘱患者妇科病没完全治愈之前忌房事，以防交叉感染。

按：该患者是下焦湿热引起的妇科疾病，处方四妙散合薏苡附子败酱散，加虎杖、生甘草、车前草、土茯苓以清热利湿解毒；加白鲜皮、地肤子、蛇床子，清热燥湿止痒。腹痛加红藤活血通络解毒，白带有血加小蓟凉血消热毒。方证对应，故收效较速。

（王洪凤）

皮肤瘙痒的灵验小方

在药房坐诊时碰到一位皮肤瘙痒的年龄稍大的女患者，说经常夜间身上瘙痒。原话是"痒起来就停不下手"，无皮疹，无红斑，无过敏史。此为老年皮肤瘙痒无疑，但鲜少碰到此类患者，只好跟人家交代清楚先吃药试试。

处方：龟甲胶 15g，鹿角胶 15g，东阿胶 15g，琥珀 20g，刺蒺藜 10g，徐长卿 30g，牡丹皮 15g，甜叶菊 10g。10 剂。磨成细粉，用温水冲服，每日 3 次。

因为患者未按时复诊，时间一长我也忘记了这件事。半年后，这位患者因月经迟至找我时，才知道这个小方子只吃了不到 1 周瘙痒症就消失了，又把剩下的吃完了，这小半年以来，皮肤瘙痒从未复发。

按：该方组成简单，前三味胶类药是彭坚老师书中介绍的治疗老年皮肤瘙痒症的民间验方。彭氏认为这三种胶有很好的润肤止痒作用。我所加琥珀、徐长卿可镇静止痒；刺蒺藜、徐长卿祛风止痒；刺蒺藜、牡丹皮活血止痒。甜叶菊乃是我恩师介绍的香甜可口的矫味剂。

（袁文思）

歪打正着治好下肢痿软

医案

田某，男，78岁，山西榆社人。

症状：5年前，患者脑中风，留下偏瘫后遗症，特别是左下肢痿软无力，走路需要拐杖扶持。脑梗死后出现严重便秘，硬如羊粪，痛苦至极。舌淡苔白，脉弱，属气血不足，大肠津亏，脾虚推动无力。

处方：四味健步汤合增液汤加当归50g，白芍60g，桃仁10g，杏仁10g，郁李仁10g，火麻仁30g，肉苁蓉30g，黄芪60g。6剂，每日1剂，3次分服。

复诊：大便改善。效不更方，继续服用6剂，用法同前。

三诊：家属说患者腿部自感有力，不需要拐杖和别人搀扶可以自行走路了。本来是治便秘的，结果治好了偏瘫痿软。

按：该患者的病因病机属气血不足，经脉空虚，感受贼风而中风，进而下肢痿软，气血虚弱加大肠津亏而致便秘，治法应以补气养血，增液润肠为主。

四味健步汤适用于下肢痿软无力，行动不便，丹参也有通便作用，石斛滋阴可增大肠津液，治疗中风偏瘫。我平时较少使用四味健步汤，在此案例中无意用了一次，没想到竟然有如此好的效果，值得深思。

（巩和平）

肩部疼痛三年

医案

张某，女，40岁。

患者肩部疼痛3年余，怕风怕冷，就诊时穿着厚厚的衣服，浑身无力，胖大舌有齿痕，苔白，面部有黄褐斑，手脚冰凉，月经量少，经前乳房胀痛，纳旺，二便可，左右脉沉弱。看到这个患者，就想起师父王幸福曾经的医案分享学习，所以我就原方复制。

辨证：阳虚，肩凝证。

处方：黄芪桂枝汤加减。桂枝45g，白芍45g，甘草10g，荆芥10g，防风10g，桑枝30g，鸡血藤100g，黄芪60g，当归30g，白芥子15g，茯苓30g，蜂房10g，大枣10个。5剂，水煎服，每日3次。

复诊：服用3剂后疼痛减轻一大半，并且肩部不怕冷，有股暖流往肩部窜，后又开7剂，这时患者才告知之前在别处已经服用半年中药，没有效果。

三诊：肩部几近痊愈，偶有酸痛感，因患者月经量少，要求着重调月经，故以温经汤加减。前几日患者又传来喜讯，这次月经量比以前多很多。

（吴章武）

红藤在腹腔、盆腔炎症中的应用

红藤一药我以前未曾用过，更不知其作用原理，所以不得此药的妙意，近期在网诊急性阑尾炎患者的时候，翻阅王幸福恩师的治疗经验，发现恩师善用此药治疗腹腔和盆腔炎症，于是借鉴经验用之，收效明确。

杨某，女，33岁，广西崇左人。因腹痛、腹泻就诊当地医院，行超声检查提示阑尾区探测见大小约56mm×8mm实质性低回声肿物，边界欠清，毛糙，考虑阑尾炎。当地医院建议住院手术治疗，患者因畏惧手术，从而拒绝，通过其家姐介绍微信求诊。

微信沟通后了解患者病史如下，本次突然发作，既往体质较差，有贫血病史，昨日疼痛剧烈，于当地医院止痛处理后疼痛缓解，随即放弃治疗，现以轻微腹痛伴腹泻为主。

根据个人经验，我判断该患者可能是典型的急性阑尾炎转慢性发作，这是体质虚弱患者的常见发作方式，如果用中医理论表述可能是正邪交争的过程。我在门诊见过不少这种体质的患者，阑尾炎反反复复发作，每次输液消炎处理三五天后又诸症消除。所以我的思路是标本兼治，扶正固本兼清热解毒。

处方：薏苡仁60g，熟附子（先煎）10g，败酱草30g，大黄（后下）5g，白头翁30g，红藤60g，生黄芪90g，白术30g，党参20g，升麻10g，当归15g，白芍15g，赤芍15g，炙甘草15g，三七粉（冲）5g。嘱先煎2剂，如有发热、腹痛加剧、腹泻增多等不适立即就近就医。

注：遇此类案例时上述交代一定要有文字记载页面。

患者服药当天自诉无特殊不适，就是闻到药就吐，不想吃了，我嘱咐多加红糖，饭后少量口服、频服，并与其姐姐联系，她姐姐（定居广州）立马打电话过去骂了她一顿，嘱一定要吃药。

第二天可以慢慢喝药了，肚子不痛，无腹泻，患者问要喝几天，回答坚持5天。

第五天说捏着鼻子喝完了 5 天的药，她不能闻到药味儿，小时候就是一闻到中药味就吐，不闻药味儿就喝得下去。嘱尽快复查超声，患者未遵医嘱，至 1 周后才复查。

治疗结果：当地复查告知阑尾未见明显异常。因当地医生开错超声申请单的部位，超声医生就给她看了阑尾告知无异常。再次嘱托注意饮食，避免熬夜，此病容易复发。

用药分析：该病例以薏苡附子败酱汤合补中益气汤为主方，方义简单明了。其中我重用了薏苡仁、生黄芪、红藤。生黄芪、薏苡仁都是大家熟知用来清热解毒，消除痈结的中药；而大剂量红藤是我首次运用。红藤在妇科炎症、肠炎等少腹疼痛疾病上应用广泛，这在恩师《红藤专治少腹疾》一文中已详细记载，我也不再赘述，在辨证的基础上重用可起到加倍效果。对于红藤的认识大家可以查阅其在腹腔、盆腔炎症上的应用及药理分析相关文献研究，另外，红藤还可增强冠状动脉血流。需要注意，临床上红藤的别名较多，其中红藤、大血藤、红皮藤都是同物别名，属于木通科。而鸡血藤虽也有地方用大血藤别名，但是属于豆科植物。虽然两者在某些功用上有相同之处，但鸡血藤擅长补血，红藤擅长清热解毒，活血消痈。(摘自吴宗群《大血藤、鸡血藤的药用解惑》)。

（吴章武）

高效良方御寒汤治鼻炎

2022年5月8日照常是忙碌的一天门诊，其中一位患者引起了我特别注意，简单来讲就是一位30多岁的妈妈看鼻炎。

患者二胎后反复鼻塞、喷嚏、流涕，自觉遇风、遇冷、进食生冷后加重。舌质暗红，苔黄稍腻，脉沉细，舌下络脉稍曲张。当时我习惯性地准备给患者开自拟的鼻炎协定方。大概思路就是苍耳子散合补中益气汤，再加上辨证，热者加金银花、薏苡仁、菊花；寒者加细辛、辛夷之类。但是突然想起这几天老师和众师兄一直在探讨的御寒汤案例，其中就有用其治疗鼻炎、咽炎的，觉得效果会更好，于是撤销原处方，重新开御寒汤方加减。

摇头晃脑半天，恍惚记得当时讨论时，陈晨师姐讲到该方的简易记法：①羌活＋白芷＋防风＝温；②黄连＋黄柏（黄芩）＋升麻＝凉；③黄芪＋人参＋苍术＋甘草＝补；④款冬花＋佛耳草＋陈皮＝止咳。辨证以后觉得该患者也是典型的外寒内湿，所以选择了前三条，外加苍耳子和细辛。整个就诊过程不到5分钟，加之周六门诊患者多，当时也没有留下太多印象，不承想却给我留下了一个惊喜……

5月14日患者来复诊，我一看是老患者，习惯性地一边复制上次病历，一边机械地问："吃了5天？鼻塞和打喷嚏怎么样？"

怎知患者高兴地说个不停："好了，好了很多。"

以前每天不知道得打多少次喷嚏，现在我数了一下，只有5次。鼻塞、流鼻涕都好了很多，怕冷、怕风的感觉也好了很多，尤其是后背上好多年的痘痘都好了。患者很激动，我一边暗自高兴，一边也犯嘀咕：为什么这次的方子这么给力？

日常门诊中来看鼻炎的人不少，既往疗效都还可以（回头看医学永无止境），自觉这个病种算是我比较擅长的，但是这次给我不一样的感觉是，症状缓解特别快，特别明显，尤其是患者自言自语的一句"我没想到后背上好多年的痘痘都好了"，实在是意外之喜。

这是我第一次使用御寒汤，因跟师较晚，即使群里师兄师姐已经很早的在使用了，我却一直不得其意，不敢贸然使用，此案例机缘巧合下使用没想到能有这么好的疗效。回头再翻阅恩师既往医案和师兄师姐关于御寒汤的讨论，更能体会师父和各位师兄的道行之深，也才能更深刻地体会师父常在群里对弟子的劝诫：多看书，日学日新！

给自己的寄语：以后一定要做好日日三省吾身，切不可浅尝辄止，不思进取！

（吴章武）

各抒己见

师父：上面御寒汤医案，我提醒各位注意一点，治此类上呼吸道感染，包括鼻炎、咽炎一类，前提必须是久病拖延，如果是急性的就不能用这个方子。这是我自己的体会，希望大家注意这一点。所有的方子在运用时都是有条件的，不是在任何时间、任何条件下都能用的。真理都是在一定的时间地点条件下产生的，离开了这些就不叫真理了。我们在学习每个方子的时候都要坚持这一点，方子的原义是什么？在什么条件下使用才是正确的。下面我考大家几个问题："少阴病，四逆……四逆散主之。"四逆散为什么治四肢冰凉？病因病机是什么？为什么张仲景只写一个主症？通过主症我们该怎么理解四逆散的核心问题？

袁文思：四逆，四肢气血逆行，动脉血流向四肢减少。此中减少不是心脏搏出量减少，而是精神方面的因素导致周围血管弹性减弱，此为"阳气不达四末"，进而导致中心部位的血液相对增多，也就是"热郁胸中"。四逆散的药物可舒缓神经、舒缓平滑肌，恢复血管弹性，血流顺畅了，四肢末端的"冷"就改善了。四逆散治疗的四肢冷，不是心脏功能减弱的原因（四逆汤），而是血管壁弹性减弱的原因。

张博：四逆散由柴胡、枳实、白芍、甘草组成，传统理论认为其可疏肝理气，解郁，调畅气机。在广州时师父和我聊过静脉曲张的治疗，可从几味药的药理作用入手。

师父：我认为四逆散的病机是热郁于内的气机不通，四逆汤导致的四肢厥逆，实际上就是末梢循环障碍。之所以造成了末梢血液循环障碍是因为心力衰竭。而四逆散造成的四肢冰凉绝不是这个原因。

袁文思：四肢平滑肌处于抑制、紧张状态，抑制了四肢血管的收缩和舒张功能，造成动脉血流向四肢末梢减少。柴胡兴奋平滑肌，枳实、芍药、甘草舒缓平滑肌，使肌肉的平滑肌恢复正常的紧张舒张功能，血管的弹性恢复了，血液流动也就恢复了。四肢末梢的血液循环改善了，四肢冷就改善了。四逆散的热郁胸中，我的理解就是中心血的血量相对增加了。造成这个的原因一方面是周围血的血液循环被抑制，另一方面是心脏的波动力量被抑制。四逆散一方面舒缓了精神方面的紧张，另一方面舒缓了平滑肌的紧张。

张博：分两方面，一方面是柴胡促进胆汁分泌，还可以通过边缘系统调节自主神经作用，也就是中医学说的解郁。躯体神经紧张可以引起肌肉、筋膜的紧张，影响末梢循环。另一方面，白芍放松平滑肌，进一步改善血管受压紧张。

师父：大家都知道小孩高热能引起抽搐，邪热也是原因之一。抽搐是一种神经表现，末梢血液循环障碍也和周围神经有关。如果气机不利，热邪壅滞，也可能导致周围末梢神经麻痹。热邪刺激导致小动脉痉挛，寒邪可以导致末梢小动脉痉挛，从而出现四肢厥逆。四逆散根本问题一是热，二是郁。四逆散的热邪集中在内部和局部，而不是外部和全身，所以既不用麻黄汤，也不用白虎汤。四逆散疏通了气机，缓解了内部压力，也就是袁文思上面说的，缓解了精神紧张和肌肉痉挛，所以就解决了四肢厥逆的问题。柴胡的一个重要用药指征就是清热，柴胡之所以能治精神类的疾病，而且是必用之药，就是因为疏肝理气，可以缓解神经紧张。四逆散中柴胡一可以清热，二可以缓解精神紧张。枳实可以收缩，白芍可以缓解，两味药一张一弛，使整个脏腑气血运动起来，然后气机就活了，四肢厥逆也就被解决了，只要气血脏腑运动起来，百病就可以治愈。所以临床上以四逆散作为基本方加减用得特别广泛。枳实就是有力的强心药，白芍就是四物汤中的重要补药，甘草除了缓急也是一位强烈的补药。四味药中三味都具有补性，那针对的就是虚证，如果是实证，就要用承气汤或大柴胡汤一类。虚寒导致的气机不利，要用附子一类或四逆汤一类；虚热导致的气机不利，要用四逆散一类。一寒一热，立判分明。如果有胸中烦满，就要在四逆散的基础上加上栀子类，这一点仲景在原文中已经给大家列举出来了，不同的兼症用不同的专药去处理。另有一说，四逆散造成的厥逆是体内热毒麻痹了末梢小动脉神经。

许斌：四逆散的疏肝作用主要作用于边缘系统（情绪）和肌肉的痉挛，影响血液循环，所以四逆散加葛根对颈椎肌肉紧张引起的供血不足也有效。支气管痉挛会咳喘，肠道痉挛会腹痛，二者都是痉挛。

谭志飞：第一，四逆汤调节气机，这个气机我认为主要是卫气气机循环。第二，卫气循环临床上指的就是神经系统功能，《黄帝内经》提到"营行脉中，卫行脉外"，脉之外为卫，卫即神经。另外还提到，"卫气者，所以温分肉，充皮肤，肥腠理，司开阖者也……卫气和则分肉解利，皮肤调柔，腠理致密矣"，其实指的就是神经系统的功能。第三，四逆汤所解的热邪郁滞，四肢冷厥，是自主神经出了问题。主要是在脊柱前段的交感链，交感链分交感与副交感。副交感兴奋则热郁于内，交感兴奋则冷厥于四末。

红景天妙治心血管疾病

红景天产自西域高原，自古与藏红花、天山雪莲齐名，因其主要成分红景天苷具有降脂、改善动脉粥样硬化、降低血液黏稠度的功效，针对心脑血管疾病，在辨证的基础上添加此药常有如虎添翼之功。下面我用两个案例进行佐证。

医案 1

杨某，女，40 岁，广西人。

患者 1 年前因反复汗出请我网诊，后痊愈停服。本次微信联系，诉近来心悸、胸闷不适，严重影响生活且有心理恐惧感。在当地医院查心电图提示窦性心律不齐，心率每分钟 55 次。面色萎黄，舌质淡白。治疗以炙甘草汤合理中汤原方，另加红景天 20g，初诊开药 7 剂。

后续患者未再联系，我以为无效，谁知 2 个月后患者再次联系，诉最近胃不舒服请开药，我就问起心悸如何？患者说现在没有心悸胸闷的感觉了，在当地医院复查心电图提示大致正常心电图，心率每分钟 68 次。

医案 2

胡某，女，58 岁，广东汕头人。

患者为我科护士的母亲，因心悸半年入院，想全面检查，排查心脏病等问题。入院后给予心脏冠脉造影、心脏彩超、动态心电图监测等均未发现明显器质性问题，同事遂请我看诊能否中药治疗。患者自诉除心悸、胸闷外无其他不适，中医望闻问切仅舌质淡，脉沉稍细，但沟通中发现患者言语淡漠，语速较快，眉头不展，似有焦虑。

遂给予桂枝甘草龙骨牡蛎汤合炙甘草汤，加瓜蒌、薤白、红景天各30g。同事母亲随即出院，1 周后欣喜来诊，代诉诸症大为好转，请再次开药。

按：我用红景天治疗心血管病，全因恩师在《红景天：治疗心血管病的一味好药》一文中详细介绍了它的药理、药用、适应证，属于"拿来主义"。

再次学用恩师的经验理论治好病患，让我也不禁感慨：世间中医论著多如繁星，个人愚钝实在无力全部学习，恩师毫无保留地教给我们40余年的临床经验，师兄们日常也告诫我多读多用师父的理法方药，可少走很多弯路，不仅能提高临床疗效，还增强自信心。我也谨以此文代为我跟师后的"作业"，同时也给阅读此文的其他年轻同道以信心，王幸福老师的经典案例是每个中医生都可以复制的。

（吴章武）

应用经方治疗风湿性关节炎的体验

近期门诊治疗两例风湿性关节炎患者，运用桂枝芍药知母汤后效果满意，现结合病历就桂枝芍药知母汤分析一下其中奥秘。

医案 1

李某，女，56 岁。医院同事的妈妈，因手指、肘关节疼痛不适就诊当地医院，类风湿因子检测阴性，C 反应蛋白升高，考虑风湿性关节炎（早期），患者不能完全握拳，晨起手指僵痛，活动后可缓解。舌质淡红，舌尖稍红，脉不详。

处方：桂枝 12g，炒白芍 20g，知母 12g，麻黄 5g，生姜 10g，甘草 10g，白术 10g，防风 10g，熟附子（先煎）15g，僵蚕 10g，醋鳖甲 10g，全蝎 3g，土鳖虫 10g，地黄 30g，延胡索 20g。3 剂，嘱久煎，且熬药后药渣留用，加水泡手 20 分钟。

复诊：因上班服药不规律，服药 3 剂后自觉手指肿胀感减轻，手指可稍微弯曲。效不更方，原方稍作调整，炒白芍加至 40g，地黄加至 40g，去延胡索，加独活 15g。

三诊：患者服药后自觉胃脘部不适，自行停服，诉双手可以握拳，轻松了很多。原方稍作修改，炒白芍减至 30g，地黄减至 30g，独活减至 10g，另嘱加饴糖 50g。

后续随访：现无不适，上方服完后，自行停药。嘱避风寒、冷水。

医案 2

赖某，女，50 岁，2022 年 7 月 20 日初诊。

因手指麻痹疼痛，2022 年 5 月于当地医院检查及检验提示：C 反应蛋白偏高、红细胞沉降率 51mm/h，类风湿因子阴性。颅脑 CT 提示多发腔梗；静脉曲张满布；双侧股动脉、腘动脉等动脉硬化。

症状：头晕、头痛，前额为主；上肢握拳不全，痹痛不适；下肢可见多发静脉曲张改变；食欲较差，不思饮食，夜眠差，夜梦多；舌质淡，舌苔白稍腻，舌上多发瘀涎。患者除风湿性关节炎改变之外，尚有多发腔隙性脑梗死、多发动脉硬化基础病，同时有食欲、睡眠问题，综合分析后决定"围方"。

处方：桂枝 10g，白芍 20g，赤芍 20g，知母 15g，熟地黄 20g，生地黄 40g，黑顺片 10g，细辛 6g，蜜麻黄 6g，蝉蜕 10g，土鳖虫 10g，全蝎 3g，党参 10g，茯苓 20g，法半夏 15g，白术 10g，天麻 30g，丹参 30g，川芎 10g，白芷 20g。7 剂。

复诊：服药 7 天，双手可完全握拳，疼痛感明显缓解，头痛缓解，睡眠好转，嘱继续调理。

按：上述两例案例西医诊断为关节炎，中医诊断为骨痹、历节病、鹤膝风等诸多称谓。

关节炎病名泛指影响骨、关节及周围软组织的一种疾病，多为自身免疫性疾病，早期辅助检查风湿因子、类风湿因子、红细胞沉降率、C 反应蛋白均有明显升高表现，长久不愈则会导致关节变形，肾脏、心脏等多脏器损伤，愈后较差，严重影响生活质量。中医学定义骨痹，常以患者自觉症状及后期形成的骨关节变形为诊断标准，难以形成一个较为统一的诊断标准，所以早期为明确诊断我一般会要求患者完成上述 3 个抽血检验，这样在沟通及后续治疗中可以做到有据可依。

在诊断明确的基础上，我首选经方桂枝芍药知母汤。《金匮要略·中风历节病脉证并治》原文：诸肢节疼痛，身体尪羸，脚肿如脱，头眩短气，温温欲吐，桂枝芍药知母汤主之。结合后世诸多中医医家医案分析，均考虑此病为风、寒、湿三气合而成病，治疗上以温补肝肾，祛风除湿，养血等为主。

但上述两个案例，我在看诊中发现如果单纯按中医思维辨证，患者仅有手指痹痛，无法握拳，没有典型的肝肾虚、阳虚、血虚的表现，这个时候怎么辨证都是自以为是、人云亦云。而我从现代医学的检验指标中可以明确判断患者有问题，既然检验有问题，患者有主诉，那为何我无法辨证？原因何在？是我学艺不精还是我对于这个疾病的认知不同，或者再简单点，难道张仲景祖师爷看到的与我看到的不同？

我前后反复思考，大概考虑有以下几个原因。

第一，之所以我见到的桂枝芍药知母汤患者病情比较简单，没有脚肿如脱等表现，多为一个手指、肘关节或膝关节疼痛，极大可能是因为现在的生活水平、医疗水平、医疗理念不同于两千年前。两千年前的大环境背景下，人们普遍生活在挨饿和战火纷飞的水深火热中，想洗个热水脸和热水澡都很奢侈，更别说洗衣服用洗衣机了，在这种大时代环境下，人们有脾胃虚、肝肾虚很常见，加上风、寒、湿就很容易患肢节疼痛，但有经济能力去看病的就少之又少，每天土里淘食都吃不饱，哪里有时间去看病！"能吃能喝，手脚能动不算病"，这种中国农民最朴素的医疗常识自古就有，我那80多岁患有严重心脏病却还在种田的姥爷现在仍遵循这个"常识"。现代医疗水平和生活水平下患者的医疗意识也极大提高，所以没有等到脚重如脱就来就诊了。

第二，仲景祖师爷那个年代写文章不容易，都是刀刻竹简，加上语言文字表述方式不同，所以就简单地写几个主症：肢节疼痛，身体……我认为这些症状的描述和总结更多可以反映出该病的发展规律，我们用现代医学的理论来分析：①疼痛，关节炎首先造成的就是关节疼痛，长期的关节周围组织炎症造成关节滑膜的肥厚而肿胀。②脚肿、头眩、短气，部分长久不愈的患者继而因自身免疫改变引起血管炎、肺间质化、肺动脉高压，引起血液回流受阻等，即出现了水肿、头眩、短气，血液系统的贫血，该病患者常伴有小细胞低色素性贫血，从而出现头眩、短气。③温温欲吐，约10%的患者可有胸膜炎改变，从而引起大量胸水，少数患者可有胃肠道黏膜损伤，上述两个原因可诱发"欲吐"。

所以综合分析，张仲景祖师爷真是"高"，他不仅写出了该病的初期表现，还告诉了你该病迁延不愈后的种种并发症。在那个年代能做到如此高度的总结，实属不易。

分析了该病的发生发展后，我给大家分析一下用药思路，原方大家皆知，我不再多说，仅从芍药、知母、地黄这三味药来简单概述。

芍药：《神农本草经》言，主邪气腹痛，除血痹……止痛，益气等。

现代药理学研究提示，白芍含有的芍药苷可抗炎，抗溃疡，能增强单核巨噬细胞系统的吞噬功能，有明确的增强和调节免疫功能。现有一种白芍总苷的药片即是治疗免疫系统疾病的重要用药。

知母：《神农本草经》言，主消渴，热中，除邪气，肢体浮肿，下水，补不足，益气。现代药理学研究提示，其对肾上腺皮质激素的离解作用可增强皮质激素的作用且减低其不良反应，还可抗菌。而糖皮质激素是治疗关节炎的拿手好药。

地黄：《神农本草经》言，治折跌绝筋，伤中，逐血痹，填骨髓，长肌肉。现代药理学研究提示，其对肾上腺皮质激素的离解作用可增强皮质激素的作用且减低其不良反应；抗炎及对免疫系统的影响；抗菌、解毒。

综上所述，这三味药物都有明确的抗炎效果，且有类似激素药的作用。我近期发现结合药理看经方中的药物，有"心中了然"的感觉，辨证是我辈中医人的枪炮，如果能做到有的放矢，知道靶向在哪里，那可能就是带有"定位的枪炮"！

（吴章武）

痛风方

上周四收到一位公众号粉丝的反馈，称自己痛风发作用王幸福老师的痛风方，效果非常好，10剂药基本就好得差不多了，感谢老师！经常有患者和粉丝询问痛风的问题，现将老师治疗痛风的处方和临床应用经验分享如下，仅供参考学习。

处方：桂枝12g，白芍15g，知母30g，防己30g，苍术12g，制附子6g，麻黄10g，生甘草15g，土茯苓100g，猪苓15g，泽泻30g，滑石30g，川草薢30g。疼痛加制乳香、制没药各10g，丹参30g，体虚高龄加黄芪。

主治：痛风尿酸高。

此方为桂枝芍药知母汤合猪苓汤加减，临床运用多年效果可靠。

医案

樊某，男，76岁。近1个多月患痛风病，右足趾红肿热痛，且波及整个足背浮肿，痛得无法走路，难以忍受。在某医院治疗1个多月，给予秋水仙碱等药，只能一时止痛，一停药就反复，无法彻底治愈。经人介绍来我处寻求中医治疗。

症状：患者身形高大魁梧，面色略暗，舌淡苔白，脉浮滑有力，除足肿痛、化验尿酸高，余无他症可辨。

处方：桂枝芍药知母汤合猪苓汤加减。桂枝12g，白芍15g，知母30g，防己15g，苍术12g，制附子6g，麻黄10g，生甘草15g，土茯苓60g，猪苓15g，泽泻30g，滑石30g，制乳香、制没药各10g，丹参30g。7剂，水煎服，每日1剂，分3次服。

复诊：痛轻，足肿略消。患者甚喜，效不更方，又续7剂，肿消，痛大减，而后继续以此方为主调理1个月痊愈。

按：痛风一证现代医学又称高尿酸血症，嘌呤代谢障碍，属于关节炎的一种。

痛风是人体内嘌呤物质的新陈代谢发生紊乱，尿酸的合成增加或排出减少造成高尿酸血症，血尿酸浓度过高时尿酸以钠盐的形式沉积在关节、软骨和肾中，引起组织异物炎性反应。

此病可以归属于中医学风湿痹证一类，桂枝芍药知母汤是治疗风湿的有效方子，湿毒瘀结，猪苓汤又是对证之方，再加上治疗痛风的专药土茯苓、滑石等，方证对应，故收效较快。这里需要指出的是土茯苓和滑石一定要重用。我临床上治疗此病，土茯苓一般取 60~15g，滑石取 30~100g，因人因证具体取量。伴疼痛者可加用活络效灵丹，重用乳香、没药止痛，效果也较好。

（王幸福）

跟名医学用药事半功倍

已故国医朱良春先生有一首治疗结肠炎的方子——仙桔汤。仙鹤草30g，桔梗6g，乌梅炭5g，木槿花10g，炒白术10g，广木香6g，白芍10g，炒槟榔2g，甘草5g。并云：仙桔汤具健脾敛阴，清泄湿热之功，对虚实夹杂之证补泻并用。因此方平稳，慢性腹泻患者常选用此方。

初期使用时效果了了，有见效缓慢者，有始终无效者。后拜读恩师著作，始知问题出在仙鹤草这味药上，我的用量太保守了。于是逐渐加大使用剂量，60g、90g、120g，效果明显提高了。再后来，又读到恩师"止泻灵药用苍术"的文章，又把仙桔汤中的白术换成苍术使用，疗效又提高了不少。

医案

患者，女，62岁。患慢性腹泻多年，遇到着急的事情时腹泻症状更明显，必须马上去厕所。

症状：舌质略淡，舌苔前白后薄黄。左关弦滑，右关及两尺沉弱。

处方：仙桔汤加减。仙鹤草120g，苍术36g，桔梗24g，制乌梅9g，木槿皮12g，木香9g，炒白芍36g，炙甘草12g，焦槟榔6g，防风12g，陈皮18g，煅赤石脂18g。

患者服用后，逐渐康复。

按：关于仙鹤草和苍术的用法，恩师书中已有明确记载，不再赘述。大剂量使用桔梗和木槿皮均学自彭坚老师经验。彭氏认为，慢性溃疡性结肠炎患者在腹泻过度、气机下陷时，必须用大剂量桔梗以升提阳气，排脓解毒，并认为木槿皮能清除湿热，治疗泻痢之外，尚可止痒、抗过敏。我在变通仙桔汤中合用痛泻药方，与木槿皮一起治疗"遇急时腹泻加重"，加煅赤石脂温暖下焦，收敛止泻。

综合运用名师经验和化裁，临床水平提高较快，治病效果立竿见影。

各抒己见

程炳刚：好案，学习到了。请问白槿花和木槿皮都可以吗？部位不一样起到的效果是一样的吗？

袁文思：彭用川槿皮代替白槿花。《本草拾遗》云："止肠风泻血，痢后热渴，作饮服之，令人得睡。"《本草纲目》云："治赤白带下，肿痛疥癣，洗目令明，润燥活血。"此物除了可以清湿热，治疗泻痢，尚可止痒、抗过敏，而慢性非特异性溃疡性结肠炎的病因至今并不完全清楚，有人认为与过敏有关，故此药在方中的作用不可忽略。我过去只懂得将木槿皮用于皮肤瘙痒、神经性皮炎等疾病的外治，自从在仙桔汤中以之代替白槿花有效后，发现其内服有抗过敏的作用，又拓展用于治疗久咳咽喉奇痒，效果超过传统的荆芥、防风、僵蚕等祛风止痒药物。

（袁文思）

当代名医临床经验

本文摘自彭坚新浪博客。

30 多年前，我跟随伯父彭崇让先生当学徒时，伯父已经 70 多岁，正逢"文革"时期，无法带我上门诊看病。在家中授课时经常教诲我："学医要会'偷'，要能'夺人之长'。偷谁的？偷古今名医成功的治疗经验。治病完全靠自己在临床摸索，几十年也出不了头，只有怀着谦虚之心，好学之志，偷学的本事，实施的勇气，多读书，勤实践，善于将别人的间接经验转化为自己的直接经验，才能打破常规，迅速成才。不会'偷'的医生，一辈子不会有出息。"几十年来，我阅读了大量古今名医的临床著作，今将"偷"学当代名医经验介绍于下。

1. 肩膊疼痛方治疗肩周关节炎（李可经验方）

肩周关节炎，又称五十肩，多发于 50 岁左右的男女，患者一侧肩臂疼痛不能抬举，梳头、反侧均有困难，疼痛时间长达半年以上。中医学认为此病为气血虚衰，寒痰瘀血凝滞于肩臂所致，然而用各种疗法都不见显效。笔者最初从《辨证奇闻》中见到一首肩膊疼痛方，云治疗肩凝有奇效，然而方中当归、白芍用量特大，疑其会导致寒凝更剧，畏不敢用。近年来读到《李可老中医急危重症疑难病经验专辑》，见到李可先生治疗的真实验案，才得以放胆用于临床，疗效颇佳。

组成：当归 90g，白芍 90g，羌活 10g，秦艽 10g，半夏 10g，白芥子 10g，陈皮 15g，柴胡 15g，附子 3g。煎好以黄酒兑服。李可加蜈蚣 4 条，全蝎 3g，黄芪 120g，桂枝 15g。

方中重用归芍以养血和血，半夏、白芥子、陈皮化痰，羌活、秦艽祛风，附子温寒，柴胡解郁，黄酒行血，处方简练，重点突出。李可再合以黄芪桂枝五物汤、验方止痉散，以加强原方的温阳补气，活血通络，搜涤，止痛作用，疗效更好。

医案：肩周关节炎，三角肌萎缩

王某，男，54岁，银行职员，湖南湘乡人，2003年8月3日初诊。

患者50岁左右，右肩疼痛，不能抬举、反侧，诊断为肩周关节炎，治疗2年多，服过多种中西药，用过针灸、按摩、热敷、蜡疗、蜂疗等，未见明显好转，近1年来手臂上端的三角肌逐渐萎缩，右臂抬举疼痛无力，夜间经常因为酸胀疼痛而醒。察其面色㿠白，精神欠佳，舌淡，苔厚腻，脉沉滑，右肩关节处肌肉凹陷，压之不痛，患处畏冷，关节与肌肉之间有粘连，右手抬举幅度不能超过90°。问其口不渴，长期大便秘结，另有慢性支气管炎病史，咳嗽吐痰多年，痰色白而浓。此已成沉寒积痼，当补气活血，化痰散结。

处方：双臂肩膊痛方加减。当归90g，白芍90g，羌活10g，秦艽10g，半夏10g，白芥子10g，陈皮15g，柴胡15g，桂枝10g，黄芪30g，白附子5g，鹿角霜10g。7剂。煎药时，先将药用冷水浸泡1小时，急火煮沸半小时，兑入黄酒30ml，趁热服，饭后服为宜。

复诊：服上方后疼痛有所减轻，夜间不至于痛醒，但仍然疼痛，不能抬举、反侧，大便稍软，但不泻，续用上方，合指迷茯苓丸，以加强化痰软坚作用。

处方：当归90g，白芍90g，半夏30g，白芥子10g，陈皮15g，白附子5g，鹿角霜10g，茯苓30g，枳壳15g，玄明粉（兑入）10g，生姜15g。7剂，煎服法同前。

三诊：服上方后，连续3天腹泻，每天四五次，后几天每天两三次，排出黏液状稀便，泻后感到全身畅快，咳嗽吐痰减少，手臂疼痛显著减轻，抬举、反侧幅度增大，续用上方，再合阳和汤，用丸剂缓图。

处方：鹿胶50g，熟地黄30g，当归30g，白芍30g，肉苁蓉30g，麻黄30g，白芥子30g，半夏50g，陈皮30g，茯苓30g，穿山甲（代）30g，牵牛子30g，木香15g，紫河车50g，大海马1对，蛤蚧1对，黄芪50g，炙甘草30g，肉桂10g。蜜丸，每日2次，每次10g，饭后开水送服。1料药大约可服2个月。

服2料药丸后，肩关节疼痛完全消失，抬举自如，萎缩的肌肉已经充盈，病告痊愈。

心得体会：本方最大的特点是归、芍的剂量超过正常的十倍，有的患者服后可能出现腹泻，医生处方时必然有所顾虑。李可先生注意到了这一现象，例如他记载治疗一例肩凝重症的患者，仅开 3 剂药，"服第一剂后得微汗，当夜安然入睡，次日顿觉大为松动，数月来开始穿衣不需人助。不料服 2 剂后，竟暴泻黏稠便 10 余次，而臂痛亦减轻十之八九。因畏泻，剩 1 剂未服"。后来又将剩下的 1 剂服完，"服后又腹痛作泻五六次，右肩上举，后展如常人"。

李可先生认为：考致泻之由，一是当归富含油脂质，大剂量难免滑肠；二是温药消融痰湿，由大便而去。李可先生是从药物成分和用药效果来说明致泻道理的，就我临床所见，很多痰瘀互结的病症，如偏头痛、老年慢性支气管炎等，由于气机逆阻于上，常见顽固的大便秘结，且病情越重，病期越长，秘结越甚。故傅青主的散偏汤治疗偏头痛，方中有郁李仁活血利水，润肠通便；张景岳的金水六君煎治疗咳嗽气喘，方中熟地黄可用 60g，当归用 30g，用以养血润肠通便。

患者服药后，除疾病治愈，多年的便秘也得以消除。本方用治肩凝，如果患者长期大便秘结，方中当归、白芍可用至 90g；如果大便稀溏，可能是痰瘀郁结不甚，或患者素来脾虚有湿，方中归、芍仍可用原来剂量，但需加神曲以帮助运化吸收，使得剧烈泻下的作用有所缓和，以解除患者的心理负担。本案初诊用《辨证录》双臂肩膊痛方加减，大便不泻，是考虑到痰瘀互解已成胶黏之势，合用指迷茯苓丸，加强化痰之力。指迷茯苓丸出自《是斋百一选方》，以茯苓、半夏、枳壳、玄明粉、生姜五味药为丸，治疗"痰浊阻于经络，臂痛不能高举，或转动不利，或筋脉挛急而痛，或背上凛凛恶寒，或痰多气喘，脉沉细"。

很明显，这是一首从痰论治手臂疼痛的专方，所述证候与该患者手臂疼痛不能抬举，咳嗽吐浓痰，舌苔厚腻，脉沉滑基本吻合。一诊方中的风药羌活、秦艽可去，而血药当归、白芍当留，因为病久已入血络，况且化痰之品多燥，易伤阴血，不能顾此失彼。复诊思路正确，故数剂之后，凝聚于中焦的顽痰化作黏液从大便泻出，手臂疼痛立消，抬举自如。三诊以阳和汤为主方加减，用熟地黄、当归、白芍、肉苁蓉，以补肝肾，养精血；鹿胶、海马、蛤蚧、紫河车等血肉有情之品，可益精髓，起痿废；肉桂温阳；黄芪、炙甘草补气；木香理气；仍用麻黄、白芥子、陈皮、茯苓、半夏、牵牛子、穿山甲（代），以活血化痰，软坚散结，使补而不滞，气血流通，痰湿得化，最终痊愈。

2. 百损丸治疗腰椎退行性病变（蒲辅周经验方）

中老年腰腿疼痛多属腰部退行性病变，如椎间盘突出、腰椎骨质疏松、骨质增生等，除了腰痛，往往牵扯到下肢疼痛、酸胀、乏力，如果压迫了坐骨神经，则从臀部到后脚跟出现剧烈的、刀割样疼痛，压迫硬膜则肢端麻木，走路不稳。现代医学主张外科手术，但手术有时不成功，还有些人不适合手术，手术后常留下后遗症。中医按摩、针灸等各种外治法，对于缓解疼痛有一定效果，但无法根治，许多内服方如独活寄生汤虽有效，但不能达到理想效果。

我从《蒲辅周医疗经验》中得到一首百损丸，适当加减试用于治疗腰椎退行性疾病，取得较好的疗效。组成：补骨脂75g，骨碎补60g，杜仲30g，川牛膝30g，续断30g，肉苁蓉30g，当归30g，鸡血藤90g，三七15g，琥珀10g，血竭10g，沉香15g，黑豆30g。蜜丸。加减：加全蝎30g，土鳖虫30g，海马30g，紫河车30g；骨质增生加穿山甲（代）10g，鹿角霜10g，白芥子10g，急性子10g，威灵仙15g；骨质疏松加龟胶30g，鹿角胶30g。

蒲辅周先生说："此方为老中医口授方，我得此方已60余年，治跌打损伤，不论内伤脏腑，外伤筋骨，还是劳伤经络，并治遗精、脚弱、腰膝酸痛，诸虚日损，久服自效。功专滋补肝肾，强壮筋骨，活血消瘀，续断伤，补骨髓，纯属以通为补，而无滞补之弊。"

从我的临床经验来看，本方所适合的病机是由瘀致虚、由虚致瘀、虚瘀夹杂的病症。原方中以补骨脂、骨碎补、杜仲、续断、肉苁蓉补肾，强筋壮骨；当归、黑豆、鸡血藤、川牛膝补血，通经络，利腰膝；沉香理气，三七、血竭、琥珀活血止痛。全方补消兼施，药性平和，正如蒲辅周先生所说："纯属以通为补，而无滞补之弊。"

我注意到整首方的药力均集中于下焦，故虚与瘀，当以下焦的病症为主。进一步从朱良春先生用动物药的经验中获得启示，在原方中加巴戟天、全蝎、土鳖虫、紫河车、大海马等，如检查有严重的骨质增生，再加急性子、威灵仙、白芥子、鹿角霜、穿山甲（代）等，骨质疏松加龟胶、鹿角胶等为蜜丸，每丸重9g，早晚空腹服1丸。意在通过加入虫类动物药、软坚散结药物，达到修复骨质，溶解骨刺的作用，以期标本兼治。

近年来我用本方治疗中老年腰椎骨质增生、骨质疏松、腰椎间盘突出等引起的腰腿疼痛数百例，坚持服药几个月，确实有很好的疗效。

医案：腰椎间盘膨出，伴骨质疏松、骨质增生

沈某，女，82岁，辽宁人，某机关离休干部，2003年11月9日初诊。患者8年前诊断为骨质增生、腰椎间盘膨出，近年来又发现有骨质疏松症，腰腿痛，走路费力，日益加重，医生认为无法进行手术，也没有其他特效的治疗方法，建议经常服用有机钙，疼痛时服炎痛昔康（吡罗昔康）、布洛芬等可减轻痛苦。3天前突然出现腰腿部剧烈疼痛，从右边臀部一直痛到脚后跟，痛如刀割，诊断为坐骨神经受压，注射止痛针剂无效。察其面容紧张痛苦，呻吟不止，卧床不起，转侧不能，已经3天未解大便，舌淡无苔，脉弦紧。此为闪挫疼痛，当活血通络止痛。

处方：复元通气散加减。穿山甲（代）10g，牵牛子15g，木香30g，陈皮10g，炙甘草15g，延胡索20g，白芍30g，蜈蚣2条，全蝎10g，乳香10g，没药10g，红参10g，附子10g。2剂，每次煎药以黄酒30ml同煎，每日2次，饭后服。

复诊：服上方1剂后解大便2次，疼痛减轻大半，服2剂后大便1次，疼痛十去其九，现感觉腰腿无力，微痛，舌淡，脉弦缓。当补肾健腰，强筋壮骨，先服煎剂。

处方：青娥丸加减。杜仲10g，续断10g，补骨脂10g，核桃肉15g，巴戟天10g，肉苁蓉15g，菟丝子10g，白芍15g，木瓜15g，鸡血藤30g。7剂。

三诊：服上方后感觉尚好，已能下床走动，但腰腿仍然乏力，走路时仍疼痛，饮食、大小便正常，急于恢复正常。告知患者腰椎间盘膨出、骨质增生、骨质疏松等属于老年退行性疾患，非几剂煎药可以痊愈，修复骨质需要较长时间，需以丸剂缓图。

处方：百损丸加减。补骨脂 50g，骨碎补 30g，杜仲 30g，怀牛膝 30g，续断 30g，肉苁蓉 30g，当归 30g，鸡血藤 60g，三七 15g，琥珀 15g，血竭 15g，沉香 10g，土鳖虫 30g，菟丝子 30g，山萸肉 30g，紫河车 30g，大海马 1 对，穿山甲（代）15g，鹿角霜 15g。蜜丸，每日 2 次，每次 10g，饭后开水送服。1 料药大约可服一个半月。

2004 年 2 月服完 1 料药后患者自行来诊，诉感觉腰腿有力，已很少疼痛，对完全治愈充满信心。告之仍然要注意不能受寒，不能提重物，不能做弯腰踢腿等运动，只要能达到生活自理即可。原方鹿角霜改鹿茸 10g，加地龙 30g，续服 1 料。

患者遵医嘱，安心长期服药，腰腿疼痛未发作，至今仍然健康，起居活动自如。

心得体会：中老年腰椎椎间盘滑脱、突出、膨出，骨质增生，骨质疏松等属于腰椎退行性病变，手术效果不佳，牵引等物理疗法作用有限，药物能止一时之痛，但时间一长产生耐药性，止痛效果降低，且无法阻止其继续发展，一旦膨出、增生的骨质压迫坐骨神经，则从臀部到脚后跟产生难以忍受的、放射性的剧烈疼痛，即中医学所说的闪挫疼痛，多因受寒、外伤、弯腰、侧身不当所引起，一诊治疗方剂以复元通气散为主。方中加大木香剂量以理气止痛；加白芍，合炙甘草以缓急止痛；加乳香、没药，合延胡索，以活血止痛；加蜈蚣、全蝎，合穿山甲（代）以搜涤经络止痛；加人参、附子，益气温阳，补虚止痛。患者 3 天未大便，这是疼痛症常有的情况，通便是止痛的一个重要环节，方中有牵牛子可利水泻下，通便止痛。总之，经过这种调整组合，使得本方止痛效果极快极佳。

复诊以青娥丸加减，补肾强筋壮骨，选汤剂以资过渡。

三诊以百损丸加减，治本为主，标本兼治，在复诊原方中已有的补肾强筋壮骨药物的基础上，再加入菟丝子、山萸肉、紫河车、大海马、地龙、鹿茸等大队补益肝肾药，帮助改善骨质疏松，加穿山甲（代）、鹿角霜等软坚散结之品，以助消除骨质增生。

经过几年的坚持治疗，这种老年骨质退行性疾病得以缓解，不再发展，患者摆脱了疼痛的折磨，获得了高质量的老年生活。

该案有几处本人的用药心得，下面简述。

其一，用大剂量木香、延胡索止痛。这两味药一般剂量为10g，但遇到这种剧烈的坐骨神经痛，分别可以用到30g，其他如剧烈的肾绞痛、肠痉挛疼痛也可如此，一般不会有不良反应。复元通气散原方中有小茴香，也是温寒理气止痛之品，但我不喜用，因性味偏温，剂量稍大即容易产生伤阴上火等不良反应，妨碍进一步的治疗。

其二，通过多种治法止痛。对于剧烈疼痛，不能只使用一两种途径止痛，我在方中适当加减，融入了理气止痛、活血止痛、缓急止痛、涤络止痛、补虚止痛、通便止痛诸法，其中通便止痛与补虚止痛最容易被忽略。剧烈疼痛患者通大便非常重要，但根据疼痛部位不同用药当有所区别。如治疗胁下闪挫疼痛的复元活血汤，方中有大黄消瘀通便，本方中则有牵牛子利水通便。胁下属于肝经部位，肝主藏血，故用大黄活血；腰部属于肾，肾主水，故用牵牛子利水，制方的精妙可见一斑，不可再在本方中加大黄，以免画蛇添足。凡是年高体弱的患者，往往元气不足，对疼痛的耐受力降低，当随其不足之所在，酌情加益气温阳、养阴补血的药物，一方面可以使其他止痛药增效，另一方面也可对机体起到很好的保护作用，以防止出现意外。

其三，对于骨质增生、骨质疏松症，我喜用动物药，其中穿山甲（代）、鹿角霜通过软坚散结的作用对抑制骨质增生进一步发展、消融骨刺有佳效，紫河车、大海马、地龙、鹿茸对控制骨质疏松及促进对钙等元素的吸收有一定作用。

3. 双和散治疗冠心病心绞痛（蒲辅周经验方）

在《金匮要略·胸痹心痛短气病脉证治》中，有多个治疗冠心病心绞痛的有效方剂，为后世辨证治疗该病提供了宝贵的经验。多年以前在岳美中、邓铁涛等老中医的大力推荐下，验方"参三散"在群众中广为流传，而目前临床使用最多的则是中成药丹参滴丸。作为防治冠心病心绞痛的药方，我最赞赏的则是蒲辅周先生的双和散，多年来运用于临床，疗效颇佳。

组成：人参90g，丹参30g，三七15g，鸡血藤15g，血竭15g，琥珀15g，石菖蒲60g，远志15g，茯神30g，香附子60g。制成散剂，每日3次，每次2g；灌成胶囊，则每次5粒，饭后开水送服。方中以人参为君药，剂量独重，大补心气；丹参、鸡血藤为臣药，养血活血；三七、琥珀、血竭为佐药，化瘀止痛；远志、石菖蒲、香附子、茯神为使药，化痰开窍，调气安神，这四味药又暗合《千金要方》定志丸、《杂病源流犀烛》交感丹在内，共同交通心肾，定志宁心。

方中既借助人参改善冠心病心肌劳损、供血不足，又借助养血活血药作用于血管壁，缓解痉挛，溶栓止痛，再借助化痰通窍、理气安神药，以消除冠心病患者焦虑、失眠等神经失调的症状。全方重点突出，布局全面，意在以补心气作为补法的核心，待心气充足，则能够推动血行，血行通畅，则痰瘀可化解于无形。本方不以扩张血管、止痛为唯一目的，而是心肌、血管、神经三者兼顾，考虑周全，可持续运用。诸般设想，均富含深意。

心得体会：冠心病的形成与任何事物一样，都有一个由量变到质变的过程。不能光看到血管壁硬化这一点，它的形成必定与心肌的劳损、缺血有关，与心脏神经紊乱有关。心肌推动无力，血流也就缓慢，从而导致瘀滞。这就是中医学常说的气为血之帅，气行则血行的道理。丹参滴丸由丹参、三七、冰片组成，其构方思路着眼于血管壁，着重在治疗，有活血化瘀、扩张血管的作用，但其中的冰片属于芳香走窜的化学合成药，开破之力很大，久服耗气伤阴，最终不利于身体。故诊断为冠心病者，如果胸前区不痛、不常痛、不剧痛者，不宜用作常规药物天天服用。参三散则用人参益气，以保护心肌，配以三七、丹参活血，作用于血管壁，通过益气活血达到防治冠心病的作用。双和散则是在参三散的补气活血基础上再加石菖蒲、远志、香附子、茯神化痰理气，有很好的调整心脏神经紊乱的作用，比以上两方设计更加全面，在冠心病心绞痛发作不频繁的情况下，最适合预防、保健、治疗之用。

4. 仙桔汤治疗慢性结肠炎（朱良春经验方）

腹痛，腹泻，大便中有黏液，是慢性结肠炎的主要症状。腹痛呈阵发性、痉挛性，疼痛部位在左下腹，痛时即要解大便，大便后疼痛减轻是其主要特征。当大便有脓血、血液时，则结肠部位不仅有炎症，还出现了溃疡，称之为慢性非特异性溃疡性结肠炎。与此症状相类似的疾病有慢性痢疾、肠易激综合征。本病属中医学的下利、腹痛、泄泻、休息痢等范畴，在辨证论治的前提下，以上三种疾病可异病同治，分为寒证、热证、寒热错杂三种情况辨治。但无论何种，彻底治愈均属不易，我从朱良春先生的著作中学到一首仙桔汤，适当加减对该病有通治的效果。

组成：仙鹤草 30g，桔梗 8g，木槿花 9g，白术 9g，白芍 9g，木香 5g，槟榔 1.2g，乌梅炭 1.5g，白头翁 10g。

朱良春先生说："慢性泄泻，迭治不愈，缠绵难解者，辨证往往有脾虚气弱的一面，也有湿热滞留的存在，呈现虚实夹杂的征象，所以在治疗上既要补脾敛阴，又应清化湿热，才能取得效果，余之仙桔汤即据此而设，主治脾虚湿热型慢性泄泻。适用于久泻便溏，夹有黏冻，纳呆肠鸣，腹胀乏力，苔腻舌尖红，脉象细濡等症，包括过敏性结肠炎、溃疡性结肠炎、慢性痢疾急性发作者。其中仙鹤草除善止血外，并有治痢、强壮之功。《滇南本草》载'治赤白痢'。"

个人体会：本品不仅可治痢，还能促进肠吸收功能的恢复，而对脾虚湿热型慢性泄泻最为有益，可谓一药数效。桔梗，《名医别录》载"利五脏肠胃，补血气，温中消谷"；《日华子本草》载"养血排脓"；《本草备要》载治"下痢腹痛"。久泻用其排脓治痢，凡大便溏泄夹有黏冻者，用桔梗甚效。白术、木香健脾调气；白芍、乌梅、甘草酸甘敛阴，善治泄泻而兼腹痛者，腹痛甚者可加重白芍、甘草之用量，白芍用至15～30g。木槿花甘平，清热利湿，凉血，能迅速改善下焦湿热症状。槟榔本是散结破滞、下滞杀虫之药，小量则善于行气消胀。针对腹泻而腹胀较甚者，芩、连宜少用或暂用，因苦寒之味，过则伤脾，损阳耗阴，久泻脾虚尤宜注意。白头翁配木槿花，可增强清泄湿热之效而无弊端。

　　脾虚湿热之久泻，处理不当，往往顾此失彼。甘味健脾之品，过则助湿生热；苦寒燥湿之属，重则伤阳损阴。仙桔汤补泻并施，有健脾敛阴，清泄湿热之功，对虚实夹杂之证，既不壅塞恋邪，亦无攻伐伤正之弊。本方桔梗配伍槟榔，升清降浊；槟榔配伍乌梅炭，通塞互用；木香配伍白芍，气营兼调。方中无参、芪之峻补，无芩、连之苦降，无硝、黄之峻猛，盖肠道屈曲盘旋，久痢正虚邪伏，湿热逗留，一时不易廓清，进补则碍邪，攻下则伤正，故宜消补兼行，寓通于补，始于病机吻合。

慢性非特异性溃疡性结肠炎案

游某，女，63岁，已婚育，长沙市人，干部，2005年10月28日初诊。患有慢性结肠炎18年，自诉因在农村进食生冷腥物而起，长期大便不成形，每日三四次，大便中常有白色黏液，腹胀，脐周隐痛，得温则舒，手足冷，饮食稍微不慎或受凉即加剧，近年来大便中时夹有鲜血，多次经肠镜检查，确诊为慢性非特异性溃疡性结肠炎，无有效药物治疗。昨日因受凉，腹痛、腹泻，一天达七八次，大便中有大量红白色黏液，面色㿠白，舌淡，苔腻，脉紧。

处方：仙桔汤加减。仙鹤草（先煎代水）50g，侧柏叶10g，艾叶炭10g，干姜炭5g，桔梗30g，川槿皮10g，白头翁15g，蒲公英30g，白芍15g，白术15g，木香5g，槟榔5g，乌梅炭10g，甘草10g。7剂。

复诊：服上方后腹泻、腹痛、脓血便逐渐减少，到第5剂药时已经完全消失。现精神转好，饮食恢复正常，大小便正常，舌淡红，苔薄白，脉弦缓。拟用白头翁汤加减：琥珀30g，三七30g，血竭15g，儿茶15g，白及30g，珍珠粉10g，黄连10g，秦皮15g，黄柏15g，刺猬皮30g，地榆30g，乌梅炭30g，干姜炭15g，附片15g，木香10g，槟榔10g，白芍15g，当归15g，白头翁15g，川槿皮15g。研末，每日3次，每次3g，两餐饭中间及睡前开水送服，以上散剂每料可服1个多月。连续服3料后，症状完全消失，也未再做肠镜检查。

心得体会：从我的临床经验来看，本方最大的创意是选择大剂量仙鹤草为主药，避开苦寒，避开温燥，不用攻下，不用补药，专以调节气机，调养气血，对于慢性结肠炎属寒热错杂、虚实夹杂、迁延不愈者，本方开辟了一种新的治法。

本案是已经确诊的慢性结肠炎，一诊用仙桔汤加减，因为是受寒引起，中焦虚寒突出，故合用张仲景的侧柏叶汤，以温中止血。复诊重点在修复溃疡面，排除各种不利因素，防止复发，故选择白头翁汤加减方，加附子、干姜以温阳；珍珠、白及、琥珀、血竭、三七、刺猬皮以活血敛疮，愈合溃疡面；乌梅、川槿皮以脱敏。制为散剂，以便长期服用，并讲究服药的时间，以适合胃肠道疾病的特点，坚持 1 年，最终获得治愈。

该案本人有两处用药心得。

其一，超常规剂量使用桔梗。桔梗常规只用 10～15g，我尚未见到古今医家有超剂量使用者。原来以为是超剂量可能引起中毒或其他不良反应，后来到东北看到当地朝鲜族人做朝鲜辣菜时，桔梗是一味主菜，始悟到此药并无毒性，遇到特殊情况可考虑大剂量使用。有一次治疗一例慢性非特异性溃疡性结肠炎患者，一天之内腹泻黏液脓血便十几次，已经持续 3 天，我开始用仙桔汤治疗，桔梗按照原方用 8g，服 3 剂，无显著疗效，后来将桔梗加至 30g，1 剂而腹泻减少至 3 次，3 剂腹泻完全消失。可见慢性溃疡性结肠炎患者在腹泻过度、气机下陷时，必须用大剂量桔梗升提阳气，排脓解毒。

其二，用川槿皮代替白槿花。仙桔汤原方有一味白槿花，亦称木槿花，《日华子本草》云："治肠风泻血，赤白痢。"药店一般不备，我常用其皮即木槿皮代替。《本草拾遗》云木槿皮："止肠风泄血，痢后热渴，作饮服之，令人得睡。"《本草纲目》云："治赤白带下，肿痛疥癣，洗目令明，润燥活血。"此物除了可以清湿热，治疗泻痢，还可止痒、抗过敏，而慢性非特异性溃疡性结肠炎的病因至今并不完全清楚，有人认为与过敏有关，故此药在方中的作用不可忽略。我过去只懂得将川槿皮用于皮肤瘙痒、神经性皮炎等疾病的外治，自从在仙桔汤中以之代替白槿花有效后，发现其内服有抗过敏的作用，又拓展用于治疗久咳咽喉奇痒，效果超过传统的荆芥、防风、僵蚕等祛风止痒药物。

闭经、多囊卵巢综合征案

康某，女，34 岁，安阳人，保险公司职员，已婚 8 年，未孕，2005 年 5 月 18 日初诊。

症状：月经稀发，每年仅来 9～10 次月经，近 3 年来经常闭经，服用黄体酮之类药物则可来一次。平素工作压力较大，精神紧张，失眠多梦，最近已经连续 3 个月未来月经，每月有几天出现白带增多，小腹胀坠的感觉，似乎要来月经又不见来，昨天又有这种感觉。去年经某医院 B 超检查，左右侧卵巢大小分别为 29mm×23mm，31mm×35mm，双侧卵巢内均扫及十多个小卵泡，位于包膜下，最大的一个位于左侧卵巢，6mm×7mm，提示双侧卵巢回声改变，卵巢壁增厚，考虑双侧卵巢多囊改变，多囊卵巢综合征。察之面色发暗，精神疲惫，舌淡青，苔薄白，舌下静脉色紫怒张，脉滑数，自诉比别人怕冷，从不"上火"。

处方：三紫调心汤加减。紫石英（布袋包煎）30g，丹参 30g，石见穿 15g，琥珀（布袋包煎）10g，卷柏 10g，柏子仁 10g，泽兰 10g，合欢皮 20g，莪术 15g，急性子 15g，当归 30g，凌霄花 10g。7 剂，每剂药加红糖 30g，绍兴加饭酒 30ml，同煎。

5 月 27 日复诊：服上方后已来月经，量不多，2 天即干净，这几天睡眠有所改善，舌胖淡，仍然有青色，苔薄白，脉滑。

处方：丸剂缓图。紫石英 30g，石见穿 15g，穿山甲（代）15g，急性子 10g，三棱 10g，莪术 15g，丹参 15g，琥珀 15g，合欢皮 15g，鸡血藤 30g，鹿角霜 15g，卷柏 10g，菟丝子 30g，蛇床子 15g，淫羊藿 15g，当归 30g，川芎 10g，刘寄奴 15g，红参 15g，五灵脂 15g，鸡内金 30g，鳖甲 30g，白芥子 15g，大海马 1 对。3 剂。蜜丸，每日 2 次，每次 10g，早晚用开水送服，1 料药大约可服 3 个月。

9 月 18 日三诊：上方实际吃了 100 多天，期间来过 3 次月经，经量逐渐增多，睡眠得到改善，精神也较以前好转，察之面色较前光亮，舌胖淡，青色消失，舌下静脉颜色减退，脉弦缓，续用原方，再服用 1 料药。

2006 年 6 月来告，已经怀孕。

心得体会：多囊卵巢综合征目前在临床极为常见，多发于未婚或已婚的青年女性，以闭经和月经稀发为主要表现形式，发病原因不明，B 超检查可发现有多个未成熟卵泡，病程较长者，常伴随双侧卵巢壁增厚。该病不同于一般的闭经，每个月服用黄体酮类药虽然可以促使月经来临，但无法从根本上治愈。很多患者因为并无太大的痛苦，有的甚至认为不来月经反而减少每个月出现的麻烦，故未积极治疗，导致对今后的生育造成很大的影响。

本案患者也是在结婚 8 年之后想要怀孕时才积极寻求中医治疗的。一诊时正逢患者有小腹胀，白带增多等月经要来的感觉，用三紫调心汤加减以活血通经，月经即来。部分闭经的妇女每个月总有几天出现这种感觉，但又不现月经，有这种感觉的患者比没有这种感觉的好治，能够在感觉出现时服药通经，比未出现这种感觉时服药效果更好。复诊时仍然用三紫调心汤加减治疗，但着眼于标本兼治，以治本为主，即将温阳、补血、活血、软坚、散结熔于一炉，蜜丸缓图。其后月经逐月正常，半年后怀孕。

该案有本人的一处用药心得，即用合欢皮活血通经，兼以安神。三紫调心汤中原来用合欢花，其与合欢皮虽然同可解郁宁神，但根据我在临床运用的体会，花性上扬，偏走气分，对于气郁引起的咽喉不适疼痛有效；皮则下行，偏走血分，含有收缩子宫的成分，对于治疗闭经更有利。故用此方时，我常改用合欢皮。因流产、刮宫引起的闭经，以合欢皮、凌霄花，配鸡血藤、当归、菟丝子、桑寄生、阿胶，也有很好的疗效。

汗多、阳痿案

医案

王某，55岁，2022年7月3日网诊。患者山西临汾人，多年的朋友，电话求助，早晨起床左侧身体出现肌肤麻木，因照顾老母亲，害怕自己偏瘫而心情焦虑。安抚一番朋友，说：你是孝子没那么容易就偏瘫。

症状：夜里开窗睡在窗口边，起床左侧半个身子肌肤麻木，平时自汗，胸闷气短，心慌心悸，心悸午时尤甚。大便溏泄，饮食尚可，脉不祥，舌质淡体大，苔白腻。

病机：心阳虚，腠理不固感受外邪。

治法：温心阳，祛风通络固气。

处方：桂枝甘草龙骨牡蛎汤加葛根、玉屏风加减。红参10g，桂枝30g，炙甘草15g，煅龙骨（先煎）30g，煅牡蛎（先煎）30g，浮小麦30g，葛根60g，炒白芍12g，生姜3片，大枣6个，炒僵蚕10g，鸡血藤30，防风12g，黄芪30g，白术15g，砂仁（后下）15g，草果（后下）6g。7剂，水煎服。

复诊：患者反馈开始喝上中药后，有以下几点改善。第一，出汗不再大汗淋漓，心不发慌了，半边身子麻木感消失；第二，全身整体精力充沛了；第三，虽然睡眠时间短，但睡眠质量很好，开始有晨勃了，就是记忆力差，反应迟钝。我听后心中暗喜，原来还有意外收获！方既有效，原方基础上加阳起石15g，益智仁15g，石菖蒲30g，远志（后下）15g，以温肾醒脑开窍，继服7剂。

三诊：患者告知，记忆力及身体大有好转，要求巩固治疗。效不更方，原方继服10剂。

按：患者初诊未提有阳痿一证，本来一诊方是治自汗、胸闷气短，半侧身子肌肤麻木，没想到还有治疗阳痿的意外惊喜！我静下心来重新审视这个方子，想起王幸福恩师反复讲过，意外之中含有必然！回想恩师在弟子群讲到桂枝加龙骨牡蛎汤有治疗男性阳痿早泄的作用，阳痿早泄多为神经过于敏感，龙骨、牡蛎功可固涩，也就是现代的镇静作用，通过钙离子稳定神经细胞，所以治疗阳痿早泄不能只补肾；益智仁有多种活性物质，主要有保护神经，抗衰老，抗炎作用；石菖蒲、远志安神益志祛痰开窍，也有多种药理作用，有镇静、促进记忆的作用；浮小麦收汗其实主要是麦壳含有谷维素，也有稳定神经作用；羌活、僵蚕、鸡血藤，祛风活血，通络解表，改善微循环；因舌苔白腻故加砂仁、草果，以化中焦胃。邪祛，气固，汗收，血行，代谢有续，身体自然康健。

（王洪凤）

一剂良药起沉疴

医案

曹某，男，49岁，山西太原新能源汽车公司工程师。

症状：患者半年前开始，总感觉面部、耳边、颈部似有头发或蜘蛛丝等粘着一样发痒，但用手摸或抓的时候什么也没有。近1周来发展为裸睡时总觉得身下有蚂蚁虫子一样蠕动不舒服，打扫床单却发现什么也没有，且皮肤的痒又不同于皮肤病那样一直痒。就这样一个小毛病困扰着患者，寻遍中西医大夫无数，收效甚微，家里人都一致认为是他神经敏感了或者沾了什么不干净的东西，画符祷告始终不见好转。睡眠质量差，多梦，易惊醒，左右胁下间断性刺痛。经医院检查未见异常，排除心脏、胸膜、带状疱疹疾病，舌质暗红，舌下青筋瘀堵明显，紧张后即出汗，听别人大声说话也会惊一下，喜叹息，脉弦略涩，小便正常，大便干稀不定。

辨证：血府逐瘀汤证、柴胡桂枝龙牡汤证、甘麦大枣汤证。

诊断：癔症（西医）。

处方：柴胡24g，桂枝12g，白芍12g，龙骨30g，牡蛎30g，黄芩12g，半夏12g，党参12g，甘草10g，当归12g，生地黄15g，桃仁9g，红花9g，枳壳12g，川芎12g，桔梗10g，川牛膝10g，浮小麦90g，酸枣仁30g，大枣6个，蝉蜕6g。7剂，每日1剂，早晚分服。

复诊：本人未开口，家属就先抢答，说这个药太灵了，问里面有没有西药成分。我当时就懵了，不明白其义。家属接着说道，当晚睡眠质量太好了，也没做梦，感觉像是几年没睡觉一样，睡得特别香，酣畅淋漓。吃完1剂药后侧面观察，也没看见他拿手在面部摸来摸去的找异物。我可以保证地说里面没有西药成分。患者妻子又好奇地问这到底是什么病。我说是神经病，但不是精神病，没事的。于是效不更方，继续抓药7剂，巩固善后。

按：对于此类病症，我看过一篇文章，也是提到过有的人总觉得脸上有毛发，或蜘蛛丝样的异物感，但过去已久，早已忘了是怎么治疗的了，也觉得不可能遇到这样的怪病，结果真的遇到了！起初接触也无从下手开方，只能详细询问所有的症状，不可能是单一出现的，问诊到胁下刺痛，结合舌下青筋瘀堵，再加上其工作压力太大，性格急躁，肝郁化火，气滞血瘀，母病及子，耗伤了心血……故而首选了血府逐瘀汤，行气活血；柴胡桂枝龙牡汤调和肝脾，摄魂镇魄；酸枣仁安神志，养心血；甘麦大枣汤调整营养自主神经；蝉蜕镇惊（易惊）。说白了此病用现代医学说的一句话解释，即自主神经紊乱。中医用方就是恩师王幸福先生说的，"诸症繁多，查无实据，血府逐瘀汤主之"。

总结：疏肝解郁，活血化瘀，安神养心，镇魄摄魂，故而效如桴鼓，就连医者本人也为之一振。

（巩和平）

小儿频繁眨眼医案探讨

今日刚查完房坐下来，老友欧阳打电话给我，急切地说6岁的小儿子最近两天开始频繁眨眼，夜间偶尔还会伸手打圈不能控制，父母都要崩溃了，问我怎么办？这个孩子从小体弱多病，家长确实很揪心。舌红，苔薄黄，考虑血热生风，想起王老师告诉我们的葛根汤和止痉散用法。

处方：葛根汤合止痉散、犀角地黄汤，加龟甲镇静。

复诊：患儿眨眼基本缓解，也没有再出现不由自主打拳，家属问要不要巩固一下，按照我的思路肯定要进行维持。考虑患者舌苔厚腻，加用平胃散，考虑全蝎、蜈蚣毒性大，减量另煎维持。

三诊：患者服药困难，不能如期服药，出现眨眼复发现象，有乏力气促，舌象见地图舌，感觉心里没底，赶紧群里求救。

各抒己见

巩师兄： 地图舌，整个方剂太凉，犀角地黄汤考虑不加，可以更换谷精草合剂，里面有甘麦大枣汤，含有大量的B族维生素，舌苔自然就好，还有白芍、葛根、龟甲。方子里少了最重要的甘麦大枣汤，个人经验小儿抽动症，一方柴胡桂枝龙牡汤；二方四逆散合甘麦大枣汤，加龟甲等；三方谷精草合剂。陈士铎说，一方不效用二方。另外小孩伴有大便干为主症或主病，特别是反复扁桃体发炎、肺炎的孩子，升降散首选。

张虎师兄： 患者土虚木摇，处方偏凉，出现地图舌，建议给予柴胡60g，黄芩20g，党参20g，茯苓20g，半夏20g，龙骨20g，牡蛎20g，磁石20g，肉桂20g，大黄20g，生姜20g，大枣6个。柴胡桂枝汤治疗身心不协调，黄煌老师说精神病用柴龙汤，巩师兄解读"磁石镇惊，龙牡安魂魄，柴胡顺情志"。

张博师兄：患者颈椎错位没有解除，颈二两耳视听舌，乳突额窦和前额；耳鸣眩晕视力差，面瘫胸闷尿难排，考虑和第二颈椎体错位或寰枢椎半脱位相关，这也可以解释李发枝老师用葛根、芍药甘草汤、甘麦大枣汤、木贼等，地黄对胃黏膜损伤相关。

余峰师兄：若患者内热重，我一般会从两个方面入手，一是甘寒养阴，可选一贯煎，沙参、麦冬、枸杞、生地黄甘寒养阴，当然川楝子一般不用改为生麦芽。川楝子治疗肝疼痛，效果比较好，患儿没有这种情况，就不要用，再加上川楝子现代药理研究表明有一定的肝肾毒性；当归性辛温，有点燥，患儿不能用，因其有热。二是用一些清热的药，清湿热，清肺热，我一般用犀角地黄汤，用水牛角，有生地黄、牡丹皮、赤芍，牡丹皮这味中药能很好地祛血分热。丹栀逍遥丸也用到了牡丹皮，其祛血热、瘀热效果确实不错，且药性平和。所以我会给该患儿用一贯煎合犀角地黄汤，然后再加一点清心热的引经药。不用黄连，黄连太苦，用淡竹叶或灯心草，能很好地把心热从小便清下去，这两味药口感好，可以加少量冰糖在里面融化，另外，冰糖可养胃阴。然后就是食疗法，在饮食方面要多注意。孩子是至阴至阳之体，变数较大，用药分量不要下的太重，一般都是3g、6g、9g，对于孩子的疾病，一般来说，中病即止，就是说吃完药之后好七八分就要停止用药。

若患者为典型的脾胃虚寒舌象，第一个是桂枝汤，即针对脾胃虚寒证；第二个是七味白术散合四君子汤，加藿香、木香和葛根。该患儿用桂子汤合七味白术散，但木香太香燥，换成陈皮，加上炒麦芽、炒谷芽、焦神曲，打开胃口，忌寒凉冰冻饮料。如果有血瘀，加焦山楂，山楂可消食化积，同时有活血化瘀的功效，如果舌底是一片猩红色、艳红色，代表体内有热，用生石膏效果很好。

若患者是典型的地图舌，有斑驳的地方，也有舌苔，斑驳主要是人体津液受到损伤，出现阴虚燥热，有苔的地方是水湿，所以地图舌燥湿相间，祛湿会进一步伤害人体津液，燥邪加重，甘寒养阴又容易生湿，对湿邪不利。《金匮要略》中有两个方子既润燥又祛湿，一是当归贝母苦参丸，二是三物黄芩汤。前者当归、贝母是润燥的；苦参祛湿热，湿邪很重，燥邪稍弱；苦参的剂量可以加大；当归、贝母考虑减量。苦参味苦，一般会苦参、草果合用，芳香化湿，口感好。后者中黄芩、苦参可清热燥湿，生地黄甘寒养阴，该方中苦参也可换成草果，黄芩清诸热，对大部分的热都有一定的效果，包括湿热、虚热、寒热，效果都特别好。李时珍称黄芩这味中药清津汤，清肺和大肠的热。

儿科主任：小儿抽动症常见，一般观察就可以，需要注意的是家长不要给孩子压力，一般来说多是孩子压力大造成的，家长应该当作不知道，不能一直提醒不能眨眼睛等。

咨询各位师兄后，我回复患者，朋友说孩子眨眼睛几乎没有了，舌象还是一样，于是给予甘麦大枣汤加当归、贝母、草果，3剂。

（吴依芬）

人参败毒散治感冒和后头痛

医案

患者，女，64岁。自诉经常感冒，鼻塞流涕，常年后脑头痛。服用感冒灵后好转，几天后又犯，自查体温每次都在37℃以上。就诊时正值"感冒"，后脑疼痛明显，这次服用感冒灵无效。查左脉弦促涩，右脉沉弦细数。舌底青筋细多色深，舌质厚胖略淡，有较多横裂纹，苔白润，舌尖舌边有较多暗点。

处方：人参败毒汤加减。北沙参18g，羌活9g，独活9g，柴胡15g，前胡12g，川芎12g，桔梗12g，茯苓18g，炒枳壳12g，生甘草12g，葛根24g，玉竹18g，桃仁12g，红花12g。6剂，水煎服。

患者服完6剂药后，因故未再复诊。后碰到其二妹（我六楼邻居）得知，感冒症状已然消除，体力增强，常年后头痛痊愈了。

按：人参败毒散是治疗虚人外感方，以发热头痛，鼻塞，咳嗽，腹胀等为主症。今患者常年感冒，正气已然虚弱，故选用虚人外感之败毒散方，以玉竹、北沙参代人参扶正；加葛根，与羌活、独活一起增强治疗后头痛的功效。因舌脉均有血瘀症状，故加桃仁、红花，祛瘀以复正。

（袁文思）

受风嘴不张案

曾某，男，44岁，广西贵州人。2022年4月7日初诊。

症状：1个月前因心情不好出去跟朋友喝酒，回家后睡在院子里，第二天起来发现嘴无法张开，不疼不肿，不歪。经医院检查未见异常，口服甲钴胺等药无效，后来找了中医针灸，服中药几十剂，感觉收效甚微。现嘴巴只能稍微张开一点，感觉咬肌紧张，不疼不肿。舌淡苔白，脉不详（网诊）。

处方：四逆散合甘麦大枣汤、葛根汤。柴胡24g，白芍45g，枳壳12g，甘草15g，浮小麦60g，麻黄10g，桂枝15g，葛根45g，生姜3片，大枣6个。7剂，早晚分服。

该患者此后未再复诊，我也早就把他忘了，昨天微信联系我给他母亲看病，膝关节积液。我就想起来他咬肌紧张的病，他说早就好了，喝到第3剂药的时候就正常了，并且最近感觉心情挺好。

按：对于该患者的治疗，是从发病原因考虑并出方的。患者心情不好，被人吓了一跳然后吵架，属于精神紧张，首选四逆散调节神经，且芍药甘草汤也是治肌肉痉挛的良方。至于用甘麦大枣汤，是受师父书中启发，书中道："紧张莫紧张，甘麦大枣汤！"葛根汤是治头面疾病的通用方，患者酒后卧院中受风寒，寒主收引，咬肌受寒拘挛，故考虑用葛根汤，方证对应，也就效如桴鼓。

（巩和平）

阳和汤治愈肩背腿痛兼全身脂肪瘤案

医案

许某，女，58岁，贵州贵阳人。2022年4月19日初诊。

主诉：肩背腿痛10余年，加重3个月。

症状：患者平素畏寒怕冷，稍食偏凉就会腹泻。10年前干活淋雨后出现肩背腿痛，经药物、针灸、艾灸、中药等治疗，久治不愈。现天气变凉后症状加重，四肢及前胸后背有无数个结节，不痛，医院诊断为脂肪瘤。怕风怕冷，大腿内侧及腓肠肌痉挛，常年有感冒症状，且感冒次数频繁，伴有清稀白痰，精神差，疲乏，舌淡苔白，网诊脉不详。

辨证：气虚血寒，脾肾阳虚，兼表证未除。

处方：阳和汤合黄芪桂枝五物汤加味。黄芪60g，桂枝10g，肉桂10g，白芍30g，炙甘草10g，麻黄10g，白芥子10g，炮姜10g，熟地黄30g，鹿角胶12g，鸡血藤30g，夏天无12g，七叶莲30g，木瓜30g，川牛膝30g，生姜3片，大枣5个。5剂，水煎服，每剂药服1天半，早晚饭后服用。

4月29日家属反馈：服5剂药后症状全失，包括脂肪瘤也基本没有了，实在神奇，问是否还需要继续用药。嘱原方继续服用5剂，每剂药服用2天4次，巩固善后。

按：该患者虽然病程已长达10余年之久，但症状很明显，怕冷怕风，舌淡苔白食凉即泻，其中一个不起眼的症状提醒我用阳和汤来治疗。即平时有清稀白痰，但是不咳嗽，而且有多个脂肪瘤，属寒痰凝聚，需温中补阳化痰散结，这就是阳和汤。怕风，怕冷，易感冒，属黄芪桂枝五物汤证，再加以活血补血通络的鸡血藤，柔肝解痉的木瓜，散寒止痛的夏天无、七叶莲。药症相投，应该有效，但是效果这么好、这么快，还是出乎意料的，故特把病例记录下来，与同道分享。

（巩和平）

天仙配治好抑郁症

上周二门诊时进来母女两人，年轻女孩往诊桌前一坐：大夫，我胸闷气短，失眠心烦……细观年轻女孩，约二十五六岁，身体瘦削，面容憔悴，眉头微皱，一脸忧郁，目光恍惚……说话间连声叹气，哈欠连连。舌苔白，舌尖红，脉弦细较有力。中医学讲脉弦主肝郁，细主血虚，舌红，脉有力，主内热，肝郁日久，化热化火，火热扰动心神，心神不安必然心烦失眠，气机郁滞，必然胸闷气短。

问患者："如此心烦失眠，是否有人欺负你？或者有没有不顺心的事？"

此语一出，女孩回头看了母亲一眼，接着泪如雨下……其母连声吓止。我连忙劝阻，安排其他患者暂且回避，并告诉患者，如有委屈可以诉说。患者见我态度真诚，和蔼亲切，犹如抓住救命稻草一般号啕大哭起来，边哭边诉衷肠，我则善意引导……

原来女孩自由恋爱"穷人孩子"，父母反对，故事亦是离奇曲折，颇有现实版梁山伯与祝英台的感觉。此后女孩抑郁寡欢，胸闷气短，失眠心烦，或哭，或闹，或不睡觉，烦乱异常，父母带去精神病医院治疗多次，越发严重，每晚服氯硝西泮、右佐匹克隆、奥氮平……勉强睡觉，白天睡意绵绵，哈欠连连，就是睡不着，如此反复已2年余。

等女孩哭诉完，精神反而好了许多……我问："你的病我有办法，能否配合治疗？"女孩点头应允。

辨证：肝郁脾虚。

诊断：抑郁症。

处方：柴胡龙牡汤加减。柴胡12g，醋炒白芍24g，生龙骨30g，生牡蛎30g，玉竹15g，茯神30g，甘草6g，当归12g，炒白术15g，炒枣仁（碎）30g，合欢皮15g，首乌藤30g，枳壳24g，牡丹皮12g，栀子12g，百合24g，郁金12g。7剂，水煎服。

转身对其母亲说，老人要成人之美，莫要棒打鸳鸯。如果能积极促进此事，胜过灵丹妙药，此乃发病之根源……女孩向我投来感激的目光。同时要求每天坚持跑步30～45分钟，让身体微微出汗为度。每周爬山2次，登高望远，大喊几声……一再嘱咐，希望父母监督，坚持就是胜利。

今日复诊来了一家三口，一个中年男子急忙诉说："孩子有救了，大夫，您真是医德高尚啊！孩子自哭诉那天，回家就好了许多……感谢。上次听你的话，回家后我们两口子就商议孩子婚事，并找熟人帮忙，没想到吃了你的药，孩子的病竟然痊愈大半。孩子自己制定了计划，每天坚持跑步，安排爬山，在山上大声呼喊……几次下来，竟和换了个人似的，每晚都能美美地睡着了……"

听到这里，我心里也是美美的，能用自己微薄之力挽救一个青年，三个家庭，善哉！善哉！效不更方，上方稍加调整，继续用药巩固，善后。

按：恩师王幸福经常教导我们，临证要熟练多种技能，对一个病症既要熟练掌握药物处方，又要善于抓住患者心理，及时进行感情疏导，明白患者所思所想，对于顽固疾病，医、患、家属三方全力配合，多管齐下，才能成功。

我从此案中总结出以下几点。

第一，要多一点善念仁心，让患者对我们产生好感，拉近医患距离，患者才能耐心配合治疗。

第二，掌握解铃还须系铃人，心病仍需心药医的道理。该患者婚姻受挫，一味强拆，肝气郁结愈深，病情愈重。好在父母及时回心转意，成人之美，这是成功的关键。

第三，争取家属配合，督促患者坚持跑步、登高，一览众山小，心胸开阔，大声喊出来，情绪得到宣泄。周身出汗，一气周流，气血流畅，心情愉悦，有利于气血通畅。

第四，恩师王幸福所授柴芍龙骨牡蛎汤为抑郁症专方，要适当加减：加枳壳构成四逆散，疏肝解郁名方；配伍合欢皮、百合、郁金，加强疏肝解郁；加白芍、当归、白术、茯苓、酸枣仁、首乌藤、百合，健脾柔肝，养血安神；加牡丹皮、栀子有丹栀逍遥丸之意，清热除烦，逍遥自在；龙骨、牡蛎潜阳安神。全方精妙，组织合理。医、患、家属多方配合，身体和心理综合治疗，所以获得奇效。

临证中抑郁症比比皆是，只是轻重不同而已。抑郁症原因很多，临证要适当考虑，多管齐下，方能取效。

（魏庆富）

针对病因治高血压效果佳

"大夫，您好！请问能治高血压吗？我整天头痛头晕，昏昏沉沉的，还有甲状腺结节、乳腺增生，颈部不舒服，富贵包，打呼噜……"一中年女性患者在电话中说了一大堆症状。

其实高血压很复杂，分型很多，我告诉她方便时来门诊看看再说。尽管我回答得很含糊，患者依然驱车百公里，早早来到诊室。见面一看：中年女子，身形臃肿，面色晦暗，脖子短粗，撩起头发脑后横纹三四条，大大的富贵包……体检报告示甲状腺结节，乳腺增生，中度脂肪肝，脑缺血灶。

症状：头晕昏沉，如戴帽子，血压 210/110mmHg，舌苔白厚腻，水滑，舌体胖大，齿痕，脉沉弦数细。

俗话说，舌头是五脏六腑驻外办事处。也就是说，舌头能反应五脏六腑的病变，是五脏六腑的晴雨表。水滑舌苔意味着体内水湿满布，脏腑胖大臃肿，咽喉臃肿，则呼吸障碍，打鼾；颈部大椎部臃肿，脑后横纹竖纹，富贵包，则头痛头晕；脖子臃肿，则甲状腺结节；腹腔臃肿，则多种结节包块，如脂肪肝、卵巢囊肿、肾囊肿、子宫肌瘤……

患者身体多处结节包块，必然壅滞气血，造成气血水液运行障碍，致使机体缺血缺氧，出现头昏脑涨，昏沉乏力。人体是一台精密仪器，一旦缺血缺氧，机体就会自动代偿性提高血压，加大供血力度，人体就会患高血压。仔细推敲，高血压是局部缺血缺氧，血脉瘀堵，机体代偿的结果，所以高血压根本原因是这样那样的瘀堵物阻塞经脉。此时想办法清瘀，改善血液循环方为根本之道。

患者舌苔水滑，面暗虚浮，当属水气病无疑，一说到水气病，首先想到五苓散，记得师父在《水病治疗主方——五苓散》一文中提出：水的代谢出问题了，造成局部的水壅津亏。五苓散类方可以达到水液吸收促进剂的功效，并把五苓散功效概括为化湿邪，健脾胃，生津液。师父灵活运用五苓散治疗不孕症、卵巢囊肿、高血压、黄斑水肿、腺样体肥大……反复研读师父论述，结合患者病情诊断如下。

诊断：脑缺血，高血压，颈椎病。

处方：泽泻60g，白术30g，茯苓皮60g，猪苓15g，肉桂6g，蓝布正30g，浙贝母15g，牡蛎30g，玄参15g，葛根30g，益母草30g，淮牛膝24g，香附15g，丹参15g，川芎15g，石菖蒲15g。7剂，水煎服。适当运动，控制饮食，减肥，调整情绪。

1周后复诊，患者精神好了许多，自觉浑身清爽，打鼾亦减轻了许多，血压150/90mmHg。我告诉患者，高血压是慢性病，需坚持配合。患者应允。

按：五苓散是医圣仲景先师所创，临床用之甚少，经恩师解读后方才熟练应用。处方时加大泽泻、白术剂量，也可以理解为泽泻汤健脾祛水湿；益母草、牛膝、丹参、川芎，活血利水，与利水药配伍，相须为用，效力倍增；浙贝母、牡蛎、玄参针对结节包块，消肿散结；香附、川芎行气解郁，气行则血活，气顺则水散；石菖蒲，豁痰开窍，宁心安神，醒脾化湿，理气活血。黄学宽医师曾解读凡脾虚湿盛加入石菖蒲，每收捷效。蓝布正亦称头晕草，恩师常用作头晕专药。全方未用一味降压药，行气活血利水，消肿散结，祛除痰浊瘀血，通畅血脉，改善循环，局部不缺氧了，身体清爽，血压自然下降了。

（魏庆富）

学老师治崩漏

　　王幸福老师的治崩漏验方脱胎于傅青主之加味当归补血汤，又综合多位名家的经验研制而成：黄芪 30g，当归 30g，生地黄 30g，霜桑叶 30g，三七粉 9g（现可用云南白药胶囊代替），生地榆 60g，生贯众 60g，白头翁 60g，桑白皮 30g，益母草 120g，出血严重时加红参和龟甲各 30g。

　　以前我在治疗崩漏时使用加减黄土汤、固经汤、固经丸、加减震灵丹等。因自身辨证能力不及，始终未能把上述方子用得尽善尽美。直到学习了恩师的这首谦称"疗效 90% 以上的"崩漏验方，适当加减，疗效几乎 100%。

医案

患者，女，43 岁。

症状：月经淋漓不尽将近 1 个月，乏力懒言，颜色红，血块多。寸关脉沉细滑数，两尺沉。

处方：崩漏灵验方。炙黄芪 36g，当归 36g，生地黄 18g，桑叶 24g，三七（冲服）12g，地榆炭 12g，贯众炭 12g，白头翁 12g，桑白皮 18g，益母草炭 24g，生人参 18g，炙龟甲（碎）24g，乌贼骨（先煎）36g，茜草炭 12g。

　　7 剂，水煎服，每日 3 次。患者服用后，月经逐渐止。

按：崩漏患者急切止于一时，但更要在平时好好调理。这位患者只在崩漏发生时就诊，半年时间来诊 3 次，均是服用 1 周药物就不再来诊。使用此方，本人有三处心得。

　　第一，崩漏发生时要遵循"无形之气所当急固"，当归补血汤补气补血，更补气止血，所以需使用大量黄芪。

　　第二，出血急切时，多用生药，如生地榆、生贯众、生益母草等，有凉血止血的功效；淋漓不尽时，多用炭药，除增强止血功效，也不再有"止血留瘀"的顾虑。

第三，不论是在崩漏治疗中，还是在带下病时，多选用"四乌鲗骨一芦茹丸"以通补奇经，对这两类疾病引起的腰腹坠胀有改善作用。

（袁文思）

气虚型颈椎病治验二则

医案 1

王某，男，77 岁，2022 年 10 月 13 日初诊。颈椎增生压迫神经导致呕吐不止，上周住院 1 周头晕减轻，目前仍感觉颈部疼痛、拘紧不舒服，想服用中药调理。此患者曾患哮喘，经王老师治疗后多年未复发，故笃信中医，此次特意从老家前来就诊。

症状：颈椎病，椎管狭窄，冠心病，脉沉弱，舌淡胖苔净。

处方：补中益气汤合活络效灵丹加减。升麻 10g，党参 30g，生甘草 10g，生白术 30g，柴胡 15g，陈皮 10g，当归 15g，生黄芪 60g，丹参 30g，炙乳香 10g，炙没药 10g，黄柏 6g，泽泻 60g，柴葛根 30g。

7 剂，水煎服，每日 3 次。

10 月 22 日微信反馈：服药后颈椎不适、冠心病都有很大改善，希望继续治疗，因患者不想再服汤药，故原方做水丸继续服用。

医案 2

杜某，男，50 岁，2022 年 5 月 26 日初诊。

症状：颈椎病 1 个多月，头晕颈部僵硬，左肩疼痛，左臂酸麻，眠差，脉弦滑，舌胖大，苔腻舌樱线。经推拿、针灸治疗 1 个月，疗效不明显。

处方：补中益气汤合活络效灵丹加减。升麻 6g，党参 30g，生甘草 10g，生白术 30g，柴胡 10g，陈皮 30g，当归 12g，生黄芪 40g，柴葛根 60g，泽泻 40g，黄柏 6g，丹参 30g，炙乳香 10g，炙没药 10g，生桑枝 30g。

6 月 7 日复诊：颈椎疼痛僵硬明显好转，左臂酸麻略改善，效不更方，原方加炒牵牛子 15g，白芥子 10g 祛痰；加路路通 10g 通络止痛。7 剂。

按：临床治疗颈椎病大部分中医大夫喜用葛根汤，对于偏实证的患者，葛根汤疗效显著；但对于体虚或年高的患者，用之往往疗效不佳。如医案1患者是一位77岁高龄的老人，年老体虚，患颈椎病多年，中西医治疗效果不佳。王老师根据其体质，以补气活血为治疗大法，补中益气汤益气升阳，活络效灵丹养血活血，加颈椎病专药葛根、黄柏、泽泻。患者服药7剂，疗效显著，颈椎病和冠心病一并得到改善。医案2患者年龄不算大，但从舌象来看，舌胖大苔腻，还有舌樱线，说明其为气虚痰湿型体质，故同样以补中益气汤合活络效灵丹为主，加减治疗，患者服用7剂，症状有明显改善。

总结以上两则医案，临床以补中益气汤为主治疗颈椎病，年龄不是重点，关键是有气虚表现。另有同行反馈，临床使用颈椎贴治疗颈椎病，对年高或气虚的患者，嘱其同时服用中成药补中益气丸，疗效明显比单用膏药好。

过敏性疱疹案

医案

申某，女，50岁，陕西西安人，2022年8月26日初诊。

患者2周前左手大鱼际及虎口处不明原因爆发疱疹，呈现大片簇状水疱疹，出现渗液，热、痛、痒难耐，到三甲医院皮肤科就诊，诊断为过敏性疱疹。医生开了特非那定片、氯雷他定片、盐酸西替利嗪等6种抗病毒和脱敏类药物。涂抹1周，非但没有减轻，反而越来越重，因其兄长与王幸福老师是多年好友，故请王老师开中药治疗。

处方：黄连30g，黄柏30g，苦参30g，百部30g，生地榆30g。1剂，打粉过罗。外用，将药末直接敷于患处，干纱布包裹即可。

患者敷药1周，痊愈。

按：从疱疹形态看，基底泛红，且有密集水疱，中医学认为湿热为患。对于皮肤疾患，使用外敷法较之内服药起效更快。处方取黄连、黄柏、苦参三味药清热燥湿；百部杀虫燥湿；生地榆清热敛疮，加快创面愈合，方虽小取效甚捷。

（张　光）

夜半清涕案

医案

李某，女，41岁。

患者为我表妹，春节聚会时问我："姐，我最近出现一个怪病，每天晚上睡到两三点必打喷嚏，而且打个不停，有很多清鼻涕，至少持续1小时，直到一卷纸用完，才能再次入睡。"

我也奇怪，问她有没有什么时候一觉睡到天亮。

她说："如果当晚应酬喝了酒就不打喷嚏，还有最近非常容易口腔溃疡，月经也提前1周来，锻炼时觉得膝盖疼痛。"

室内比较暖和，我一摸她手足冰冷，舌淡细小，左右脉偏沉偏细。心想夜间喷嚏，喝酒后好转，应该还是寒证，鼻涕如水，月经提前，遂处方。

处方：小青龙汤合温经汤加牛膝。细辛5g，半夏15g，炙甘草10g，五味子15g，干姜10g，桂枝10g，麻黄5g，白芍药15g，北黄芪30g，吴茱萸15g，当归15g，川芎10g，牡丹皮10g，党参30g，阿胶（烊化）9g，炒白术20g，防风15g，肉桂5g，川牛膝15g，生地黄10g。7剂，水煎服，每日3次。

辨证分析：《伤寒论·辨太阳病脉证并治》曰："伤寒表不解，心下有水气，干呕，发热而咳，或渴，或利，或噎，或小便不利，少腹满，或喘者，小青龙汤主之。"

患者表不解，有寒饮，故给予小青龙汤，小青龙汤中姜细味三药辛散酸敛，开阖有度，既可助麻桂温散寒饮，又可防肺气耗散，为仲圣寒饮咳喘必用品，三者不可缺一。

温经汤出自《金匮要略·妇人杂病脉证并治》，"妇人年五十，所病下利，数十日不止，暮即发热，少腹里急，腹满，手掌烦热，唇口干燥，何也？师曰：此病属带下。何以故？曾经半产，瘀血在少腹不去。何以

214

知之？其证唇口干燥，故知之。当以温经汤主之。"

患者为寒证，阳虚体质，伴有久病伤阴，心里惴惴，担心疗效不好。

复诊：患者告诉我服药当晚开始就再也没有打喷嚏，月经时间到了还没来，周身温暖舒适，就是服药后颜面部长了很多青春痘，很烦恼。我心想温阳药给多了，调整下方：细辛5g，半夏15g，炙甘草10g，五味子15g，干姜10g，桂枝10g，麻黄5g，白芍药15g，北黄芪10g，吴茱萸15g，当归10g，川芎10g，牡丹皮10g，南沙参15g，阿胶（烊化）3g，炒白术20g，防风15g，肉桂5g，川牛膝15g，生地黄25g。7剂，水煎服，每日3次。

减少当归、黄芪、阿胶用量，加大生地黄用量，但是心里对这个调整还是没底，请教师父和各位师兄师姐的思路。

各抒己见

巩和平师兄： 发病有定时，按道理是小柴胡汤，但打喷嚏流鼻涕又属寒证。夜间两三点发病，属肝经值守，即使排除了小柴胡汤，也要用柴胡剂。患者手足冰凉，夜间定时发病，选四逆散。表现为阳虚证是因为肝气不舒，压力大（职业有关），导致阳气被遏阻，无法通达四肢。夜间发病，口腔溃疡，阴阳交替之时，用潜阳丹。如果该病发于清晨或白天，我会选小青龙汤合玉屏风散，或玉屏风散合麻黄附子细辛汤。师妹用药后效果不错，但出现面部热象痤疮，是温经汤引起的，少了麦冬。舌淡细小，脉沉，四君子汤证。

总结：四逆散和解剂舒肝通阳，阳气得以舒达。口腔溃疡反复，阴盛阳虚，虚阳上浮，潜阳丹。舌体瘦小，脉沉，气虚之像，四君子汤。

张博师兄： 甘草一般用生甘草，有清热解毒的功效，目前的炙甘草鱼龙混杂，担心是用劣质白糖所炒制的。黄芪可以加大用量，小量反倒容易上火。

许斌师兄： 我说一下我是怎么考虑的，个人观点，互相学习。

六经病欲解的时间规律，"太阳病（三阳）欲解时，从巳至未上"，9—15时；"阳明病（二阳）欲解时，从申至戌上"，15—21时；少阳病（一阳）欲解时，从寅至辰上"，3—9时；"太阴病（三阴）欲解时，从亥至丑上"，21时—次日3时；"少阴病（二阴）欲解时，从子至寅上"，23时—次日5时；"厥阴病（一阴）欲解时，从丑至卯上，1—7时。

凡是凌晨两三点的疾病大多考虑厥阴病，手足凉最起码是少阴，脉沉细厥阴脉，厥阴病两脉弦而无力，微细欲厥，厥阴病主方乌梅丸（三阳传变三阴递进，太阴干姜，少阴附子，厥阴乌梅、川椒），至于细节可稍作加减，主方定在乌梅丸上，我是这么考虑的。

（吴依芬）

老年肺炎案

年初我接到熟人电话，说家里老人中风后遗症已5年，并患吸入性肺炎6个月，现每天吸氧、吸痰，已反复住院6个多月。此病已属危重，在接诊前特向家属讲明利害，勉强应诊，以尽人事。初见患者，半卧于床，吸氧面罩，胃管，尿管，监护器……一应俱全，子女每天帮老人吸痰3～5次，动作熟练，俨然干练的护士。

症状：患者为老年男性，面容枯瘦晦暗，口唇干裂起皮，半卧于床，眼睛微闭，张口呼吸。左手无名指仪器检测血氧饱和度约80%，靠胃管进食，每天进食400～600ml，时有腹胀恶心。1个月前在住院期间恶心呕吐，腹胀便血，肠镜示小肠出血灶。体温37.8℃（37.5～38.5℃），呼吸困难，气管痰涌，张口抬肩，口唇干裂，大便稀黏，舌苔白厚，脉沉滑细较有力。当前化痰祛痰为第一要务，用吸痰器反复吸痰，解决不了根本问题，只有用中医办法从本治之。

辨证：肺痿。痰涎壅盛，气阴两伤。

治则：益气养阴，健脾化痰排痰。

诊断：中风后遗症，吸入性肺炎。

处方：千金苇茎汤，二陈汤，桔梗甘草汤；腹胀稀便，小肠出血灶，想到了平胃散、枳术丸；久病耗气伤阴，想到了人参、黄芪、当归、乌梅、麦冬等。

炒白术45g，炒苍术24g，厚朴15g，姜半夏（先煎）45g，陈皮30g，茯苓30g，炙甘草12g，枳壳15g，白芥子24g，桃仁15g，炒杏仁15g，生薏苡仁90g，炒薏苡仁60g，冬瓜子（捣）60g，黄芪90g，当归15g，桔梗12g，芦根15g，沙参15g。3剂，水煎服。

红参24g，蛤蚧1对，川贝6g，水200ml，粳米30g，破壁机打成糊。

鲜竹沥60ml，每日3～5次。

乌梅 30g，生地黄 15g，玄参 15g，麦冬 15g。水煎汤做口护。

患者服用后，痰多、发热缓和。先后六诊（方子微调），共用药 20 天，约在第 12 天突然咳嗽咳痰，胸闷气短，恶心……痰涎向上喷涌一大碗。而后在第 16～19 天先后大量排痰共 3 次。患者转入嗜睡，血压、呼吸、血氧饱和度、体温均恢复正常，自主呼吸，面容干净，舌苔变薄，脉柔和。告知家属，不必担心，顽疾已除，休养生息，待正气来复。处方益气养阴，健脾开胃以善后。

按：此案成功，有几味药功不可没。鲜竹沥，恩师解读直捣顽痰之巢穴，清热豁痰，润燥生津，两善其长，对顽痰、老痰大剂量应用，效果可靠。薏苡仁、冬瓜子乃寻常之物，药食两用，大剂应用安全可靠，且二者为祛痰妙药，恩师早有论述。蛤蚧为定喘补肾妙药，恩师书中讲的清晰明了。用破壁机打糊的好处是，节约药材，提高疗效。乌梅增液汤，做口护，乌梅可去死肌，内服外用均可。跟师学习，不拘泥于一方一药，根据病情，灵活化裁，方能力克顽疾。

（魏庆富）

风湿性心脏病案

医案

刘某，女，35 岁，工人。患风湿性心脏病已 15 年，合并心力衰竭，经治疗病情不见好转，乃请中医治疗。

症状：面色㿠白，精神萎靡，气短懒言，大汗出，心慌胸憋，不能平卧，行动不便，动则气促，日进食约 100g，下肢浮肿。脉细数而促（每分钟 120 次），舌暗红无苔。

病机：病久气阴大伤，胸阳不振。

治则：益气养阴为主，佐以通阳和血。

处方一：白晒参 30g，煎取浓液 150ml，2～3 日分多次服完。

处方二：太子参 30g，麦冬 15g，五味子 9g，生地黄 15g，阿胶（烊化）10g，酸枣仁 15g，丹参 15g，北五加皮 9g，生龙骨 30g，生牡蛎 30g，炙甘草 15g。每日 1 剂。

服上方 3 剂后，心悸气短胸憋好转，心率每分钟 100 次，夜能平卧，唯下肢仍有浮肿。上方加车前子 15g，木通 5g。另白晒参煎浓汤频服。

续服 3 剂后，日进食 250g，已能下床活动。唯近两日每日大便 2 次。上方减木通，加黄芪 20g，莲子肉 18g。又服 5 剂（白晒参停服），自觉症状明显好转，下肢浮肿消退，基本痊愈。

按：上述两个方剂，一为独参汤，煎剂频服，着重益气生津救脱；二为生脉散合炙甘草汤化裁，侧重益气养阴复脉。经过短时间的治疗，病情很快好转而痊愈。

（张 光）

急腹痛症案

医案

杜某，男，56 岁。2021 年 9 月 7 日初诊，中上腹疼痛难忍。

症状：中上腹疼痛，冷汗淋漓，面色苍白，痛苦不安，不停呻吟，3 天未大便。前期诊断不明，胃镜示反流性食管炎、胃糜烂，后期诊断胆结石，胆管嵌顿引起胆管炎，每天输液 8 瓶，消炎利胆。越输越严重，疼痛不已，无奈转外科，外科要求立即手术，患者紧急电话联系我，不想手术，求法。我说我先开 1 剂药吃吃看，不行再手术。患者有糖尿病和脑梗死病史，脱肛。中医学讲急则治其标，缓则治其本。

处方：芒硝（后下）10g，生大黄（后下）10g，厚朴 30g，延胡索 30g，川楝子 15g，白芍 100g，生甘草 20g，枳壳 30g，炒莱菔子 30g。1 剂，水煎服，每日 2 次。

复诊：1 剂药后，痛止。3 剂药后患者出院，未行手术，后续治疗方如下。柴胡 30g，枳壳 90g，白芍 90g，生甘草 30g，鸡内金 60g，金钱草 90g，海金沙 30g，郁金 30g，香附子 60g，高良姜 30g，威灵仙 90g，醋延胡索 90g，川楝子 30g，木香 30g，青皮 30g，黄连 30g，芙蓉叶 30g，丹参 30g，炒刺猬皮 60g，砂仁 30g，百合 30g，乌药 30g，生黄芪 60g，白芷 60g，生地榆 60g，蒲公英 60g，白矾 30g，穿山甲（代）25g。3 剂，加工水丸。每日 3 次，每次 6g。

急性阑尾炎自疗经过与感悟

发病第一天：2021 年 7 月 8 日。

午饭后感觉胃脘开始隐隐作痛，上厕所发现大便极其黏腻而不畅，便后胃痛不止，服用中成药藿香正气水、逍遥丸未缓解。至下午 5 点左右疼痛部位渐渐转移到右下腹，阑尾点有明显压痛，知道阑尾出问题了，当时疼痛还能忍，晚上体温略高 37.1℃，无恶风怕冷症状，感觉情况不太重，又服中成药桂枝茯苓丸、三黄片，冲服了家里仅剩的 1g 芒硝（取大黄牡丹汤意），同时在手足阳明经、少阳经的一些痛点放血，半夜又服一次桂枝茯苓丸、三黄片。

发病第二天：2021 年 7 月 9 日。

因上午有每两周一次的门诊，突然停诊不太好，所以决定照常出诊。早上 6 点多被闹钟闹醒，感觉有点累，胃还是有点不舒服，右下腹痛隐隐，没有食欲，只喝了一杯奶茶，7 点半坐车去门诊，在车上就把方子（大黄 12g，牡丹皮 10g，桃仁 15g，冬瓜子 30g，芒硝 10g）发给了助理，请她上午帮我代煎好。门诊结束后学生给我针刺足三里、阑尾点，感觉症状稍轻，这时感觉有点饿，助理给我冲了一杯牛肉快餐粥，全部喝了。中午坐车回家路上除了感觉无力、右下腹隐痛，没有出现其他新问题。

谁知刚进家门，放下包，突然出现严重的寒战，不能自已，甚至肌肉抽筋，赶紧上床盖上厚被子，10 多分钟后寒战停止，体温超过 39℃，当时面色潮红，右下腹疼痛加剧，有明显的右侧肛门与耻骨刺激征，阑尾点压痛、反跳痛，平卧时右腿不敢伸直（真正的"屈腿肠痈"），知道是病情加重了，分别于下午 3 点、6 点、10 点左右服用大黄牡丹汤，每次 1 袋，加 5g 芒硝，当时感觉药不难喝，直到半夜 12 点左右开始出大汗，被褥全部浸湿，大泻，完全是水泻，同时出现喷射状剧烈呕吐，吐出大量的水，一晚上泻了五六次，吐了一次，腹痛开始减轻，肛门刺激征消失。

发病第三天：2021 年 7 月 10 日。

因一夜出了很多汗，估计体温会降，早上体温只有 34.8℃，心率每分钟 110 次，血压 110/70mmHg，比平时低，躺在床上不动也会不停地大喘气，知道经过大汗、大吐、大泻后正气大虚，想着这就是补中益气汤证的"气高而喘"，于是让家人用补中益气丸 1 袋，入保温杯焖泡半小时后，倒出上面的清汤约 100ml 喝下，当时感觉味道很好，很清淡，没想到喝完半小时不到，大喘气的症状消失，心率也下降到每分钟 100 次以下，于是又喝了 1 袋红参口服液。

因已大泻了五六次，知道不能再用大黄牡丹汤了，看了一下舌苔非常厚腻，那几天北京天气异常潮湿，湿度在 80%～90%。虽腹痛减轻，但又出现严重的腹胀（如鼓）。一方面可能是炎性肠麻痹导致，另一方面因吐泻、大汗后缺钾引起。于是口服钾片和一种电解质补充饮料，同时针刺足三里、阑尾点，但作用不明显，改用公孙、厉兑强刺激后腹胀减轻。中药改用薏苡附子败酱散（薏苡仁 30g，附子 6g，败酱草 15g）和不换金正气散（藿香 10g，清半夏 12g，苍术 15g，厚朴 12g，陈皮 12g，甘草 10g），颗粒剂，红参口服液或西洋参片泡饮，每日 1～2 次。

发病第四天：2021 年 7 月 11 日。

腹胀范围渐渐缩小至右侧腹部，但深吸气，或咳嗽则右上腹与右下腹疼痛，担心合并胆道感染，触诊发现墨菲征阴性，且深压右上腹再深吸气则腹不痛，知道是膈肌移动刺激发炎的肠道引起疼痛，就放心了。大便减少至三四次的水泻，每次量不多，但小便非常少，所以努力多喝水。体温一直未再升高，已恢复正常体温（36.3℃）。每天只能吃少量加盐的面糊糊，或鸡蛋羹，不敢也不想吃其他东西。右下腹痛继续缓解，仍有明显压痛，右下腹有边缘不清晰的包块，约 8cm×8cm 大小，腹胀范围继续缩小，已经可以下床活动，出汗还是多，欲热饮，饮后大汗湿衣，乏力，足冷，需要热敷才感觉舒服。晚上在临床工作的朋友来电话得知病况，强烈建议加用口服抗生素。"听人劝，吃饱饭"，晚上 10 点左右开始口服左氧氟沙星与头孢克肟胶囊，中药同前。同时开始每天多次用艾灸盒艾灸或用热敷贴敷中脘与阑尾点。

发病第五天：2021年7月12日。

小便开始明显增多，右下腹痛与右腹部胀满感继续减轻，局部仍有压痛，上下床时局部疼痛会加重，但今天开始平卧时右腿可以伸直了，大便量少，糊状，每天两三次，乏力感继续减轻，心率也降到每分钟80～90次，仍然汗多，体重下降了4kg。

发病第六天：2021年7月13日。

治疗方案同前，下午北京某三甲医院针灸科主任朋友来看我，给我针刺足三里、丰隆、阳陵泉、公孙、厉兑、背俞等穴，针后症状又减轻不少，同时让我口服盐酸莫西沙星，每次1片，每日1次，共服6天。

发病第七天：2021年7月14日。

当天上午开始服用盐酸莫西沙星，右下腹疼痛已很轻微，走路时有牵拉感，局部仍有包块，有压痛，进食已明显增多，体力恢复不少。每天一两次轻便，量很少。下午学生又来针灸1次，用了局部围针的方法，感觉有效。

发病第八天：2021年7月15日。

除右下腹包块与隐痛外，其他感觉都基本正常了，于是早起空腹又服1袋大黄牡丹汤代煎药，这次没敢加芒硝，下午腹泻1次，晚上洗澡后又出现汗多、严重怕风的问题。于是马上煎服桂枝加附子汤（桂枝、白芍各10g，生甘草、附子各6g，生姜5片，大枣3个），喝下一碗后，症状消失。

发病第九天：2021年7月16日。

下午针灸主任又来给我做了埋针，主要是背部痛点、上下肢阳明与少阳部位，以及右下腹等部位，一共埋了30个点，仅右下腹就围了8针，奇妙的是围针后再摸右下腹，腹部包块消失，压痛已不明显。

后几天全身状态一天比一天好，饮食、体力基本恢复，到7月21日已能正常出诊。终于免了一刀，当然后期还需注意保养，预防复发。

感悟：①中医治疗急性阑尾炎可行，但需密切观察，随时调整治疗方案。②大黄牡丹汤对控制急性阑尾炎的局部炎性水肿、疼痛疗效肯定。③治疗急性阑尾炎也应考虑体质与气候因素。这次治疗初期忽略了湿困肠道的问题。④芒硝剂量不可过大，特别是老年人与体质弱者。⑤中病即止，攻下与扶正应交替运用，及时纠误很重要。⑥急重症中成药力量偏轻，尽早用汤剂。⑦只要药对证，微量也有效（中成药泡服或嚼服）。⑧胃肠道疾病往往不能大量进水、进食，为了减轻胃肠道负担，甚至要禁食、禁水，如果能配合静脉补充液体与电解质等，有助病情更快恢复。所以千万不要有中西医门户之见，一切从患者利益出发。⑨治疗急性阑尾炎可用中药（或口服抗生素）、针灸、艾灸、热敷等综合疗法，针灸局部围针（埋钱）治疗阑尾炎值得观察研究。⑩体弱多病者，家中常备中成药很必要。

各抒己见

许斌：如果是我，初步就使用四逆散、大黄牡丹汤、大剂量蒲公英、蛇舌草、红藤，且要不时服用。

师父：和我的思路大部分还是吻合的，但我不会用大黄牡丹汤。三仁汤加蒲公英、白花蛇舌草、红藤，合上四逆散，更为妥当一些。其中白花蛇舌草直接用到100g，或金银花用到100g。我曾经用此法治过20多岁的女孩，也治过80多岁的老人，2天退热，3天恢复正常，1周痊愈。

便秘七年案

姚某，男，35岁，西安市人。患便秘7年之久，先后辗转在省市中医院及各名老中医处，医治无效，后在网上搜索到本人，遂找到医馆请求予以治疗。患者见到我之后，先拿出一摞处方，诉求诊多年的遭遇，未得其效，甚为遗憾，但仍对中医疗法充满信心，我为其对中医的执着动情，允诺接诊治疗。

症状：人面黄偏暗，自诉便秘多年，每日蹲厕半小时左右，挣的头部冒汗仍解不下来，粪便不干。右手浮大，左手沉细软。舌淡苔白，舌根厚腻。四肢发凉，血小板偏低，饮食一般。

辨证：脾肾气虚兼有湿阻。

处方：桂枝汤合苓桂术甘汤加减。茯苓10g，生白术120g，生甘草10g，桂枝15g，白芍30g，生姜10g，大枣12个，当归50g，肉苁蓉30g，炒莱菔子30g，厚朴30g，陈皮15g，太子参30g，槟榔20g，牵牛子15g。7剂，水煎服，每日3次。

复诊：7剂后每日一解，很是顺当。患者甚为高兴，效不更方，上方增加醒脾之药，生麻黄6g，细辛3g，干姜10g。7剂。

张光按：患者便难解，但不干，提示其属气虚无力推动所致的便秘；舌根厚腻提示体内湿气重，湿滞导致便秘；四肢发凉属寒湿阳虚。治法当健脾温阳祛湿；以桂枝汤健脾温阳，苓桂术甘汤祛湿，加专药槟榔、牵牛子、炒莱菔子等。方中生白术用至120g尤为重要，可健脾利湿，是王老师临床治疗脾虚湿滞型便秘的专药，在方中起决定性作用。

（王幸福）

麻黄升麻汤合升麻葛根汤治验

医案

吴某，男，51岁，2020年1月31日初诊，咽部溃疡久不收口反复发作5年。

患者于5年前不明原因出现咽后壁反复不愈久不收口，以致影响进食，咽喉肿痛，经中西医治疗无明显效果，时好时坏。现服用强的松2mg，硫唑嘌呤100mg，因痛风服用秋水仙碱0.5mg。2年前右颈部纤维瘤术后而长年盗汗，近日因感冒致咽部不适加重，加服抗生素无效而就诊。

症状：咽喉痛，吞咽困难，稍服生冷即作腹泻，盗汗，乏力。查咽后壁3个多发性溃疡，可见白色脓点，溃疡周围增生，色暗红，滤泡增多，四肢不温，舌暗红，舌苔黄腻，双侧脉弦细而弱，关小紧，寸脉浮，尺弱。初诊之时觉病机复杂，本虚标实，正气不足，上热下寒，阳气郁而不达，气血失和，又有外感风寒，阳气受郁，用药进退两难。观其脉证，顿悟此乃仲景厥阴病麻黄升麻汤证，"伤寒六七日，大下后，寸脉沉而迟，手足厥逆，下部脉不至，喉咽不利，唾脓血，泄利不止者，为难治，麻黄升麻汤主之。"要素有三，手足厥逆，喉咽不利，泄利，脉象亦合。因阳气受郁，佐以升麻葛根汤以升清阳之气。因阴阳失和而盗汗，故此加柴胡以和解少阳，青蒿退虚热，太子参益中气，使阳气以生。

处方：麻黄6g，升麻15g，当归6g，知母15g，黄芩15g，石菖蒲15g，赤芍药15g，天门冬15g，桂枝10g，茯苓30g，甘草15g，石膏30g，白术15g，干姜10g，柴胡24g，葛根30g，太子参10g，青蒿10g。7剂，并嘱啜热粥取微汗者佳。慎风寒。

2020年2月14日复诊：上周因故不能复诊，今日复诊自行停服类固醇、别嘌呤醇诸药，言饮1剂中药而周身舒畅，咽痛减，依医嘱而服热粥，然无汗出，遂以运动取汗，汗后有寒意，连服7剂，咽痛大减，仍作盗汗，查咽部仍有一小疮口未愈，肢体转温，大便成形，舌暗红，苔薄白滑，守上方麻黄改 9g，干姜改 15g 以助阳气升发，加地黄以取阴中求阳，加麻黄根固表止汗。嘱啜热粥而得汗，不必刻意运动取汗以免耗散阳气，调起居，避风寒。

2020 年 2 月 21 日三诊：咽后壁疮已愈合，肢体已经转温，大便成形，但舌尖似有新疮出现之兆，仍盗汗，于是上方去麻黄根，加黄连 6g，生地黄 15g。

按：此方为仲景之特殊为厥阴病而设，其药味看似杂乱，药味多而用量少，与其他处方风格不同，以至柯韵伯认为"乃后世粗工之技，必非仲景方"。观其条文"伤寒六七日，大下后"，说明太阳伤寒六七天，误下后病情传变，病邪入里，伤中下焦阳气，于是"泄利不止"。下部脉不至，乃下焦阳气不足，寸脉沉迟当为阳郁所致，手足冷乃阳郁不能外达，亦为病入厥阴，阴阳之气不相顺接，形成上热下寒，气血失和，阴阳失调之证。本病例与仲景所述极为相似，因其阳郁，清阳不升，清气在下则生飧泄，故合升麻葛根汤，因阳气不足，虽热粥不得汗，运动而耗气，导致背有寒意，故复诊温阳气，益阴精以固阳气。

麻黄升麻汤出自《伤寒论》，具有发越郁阳，清上温下之功效。此方集温、清、补、散于一体，以奏发越郁阳，清上温下之功。李时珍言"麻黄乃发散肺经火郁之药"，升麻主解百毒，辟温疾、瘴邪，为治咽喉肿痛的要药，方中用麻黄、升麻、桂枝汗之解其表，以发越其阳气。然则病已阴伤络损，故佐以石膏、黄芩、知母、葳蕤、天冬、当归、芍药等育阴清热，润肺解毒。此与发越郁阳之品似乎性味相反，但对此复杂之病，正可相得益彰。药味虽多，并无杂乱。

个人体会：在解决郁火方面，此方是遵循内经"火郁发之"治则的范例。麻黄、升麻为发越郁积之火的必用之药。

五年畏冷关节冷痛案

医案

郭某，女，56岁。2020年7月31日初诊，全身怕冷，四肢关节冷痛、麻木、无力5年，加重2年。

症状：年轻时受凉后开始出现全身怕冷，稍受凉即出现腹痛腹泻，近2年出现四肢关节冷痛，麻木无力，伴大脚趾冷痛，背部怕冷，偶感肌肉抽搐，不能饮冷，胃部容易泛恶，睡眠多梦易惊醒，心神不宁，大便每日2次，受凉后次数增加，曾到处求医，查类风湿因子阴性，甲状腺功能正常，吃各种中药、理疗2年无明显效果。舌质淡红，苔白腻，脉沉。

处方：生晒参10g，制附片20g，干姜10g，白术10g，茯苓30g，白芍30g，桂枝10g，炙甘草10g，熟地黄15g，杜仲10g，川续断10g，山萸肉15g。14剂。

患者周身寒冷，背恶寒，四肢关节冷痛，典型的肾阳亏虚，寒湿内侵，正合《伤寒论》附子汤方证，《伤寒论·辨少阴病脉证并治》第304条：少阴病，得之一二日，口中和，其背恶寒者，当灸之，附子汤主之。第305条：少阴病，身体痛，手足寒，骨节痛，脉沉者，附子汤主之。故治取附子汤为基本方加减，其中炮附子辛甘大热，具有补元助阳，散寒止痛的功效；人参补益元气复脉；茯苓、白术健脾化湿，且白术可增强附子祛寒湿之邪的功效；芍药和营止痛，以监附子之悍。总之，全方诸药合用，共奏温经助阳，祛寒除湿之功。

阳虚不能温煦肌筋，故时有肌肉抽搐；不能温养心神故梦多、心神不宁；不能温暖脾胃，致中焦阳虚，则受寒饮冷则腹泻。加干姜配附子，增强附子温散寒湿之力，四肢冷痛加桂枝温通经脉，方中参、术、苓、姜、附、草，实是附子理中汤组成，可温散中焦虚寒。沉寒痼疾，年过五十，肾气大亏，故用熟地黄、杜仲、续断、山萸肉温补肾气。

2020 年 8 月 20 日复诊：关节疼痛、乏力、畏寒好转，大便正常，舌苔白（请人代复诊，本人在深圳未来，故无脉记录）。前方加藁本 10g，细辛 3g，羌活 10g，独活 10g。14 剂。症有好转，然未能尽除，再加藁本、细辛入少阴散寒止痛，羌活、独活散寒祛湿，药力更进一层。

2020 年 10 月 15 日三诊：各症进一步减轻，偶便溏。前方改附片 30g，加葛根 20g。20 剂。增附片剂量加强散寒之力，便溏予葛根升清止泻。

2020 年 11 月 15 日四诊：天气寒冷，病情有所反复。前方改附片 35g。14 剂。天寒病情反复，沉寒尤甚，再增附片剂量。

2020 年 12 月 17 日五诊：服上方病情好转。前方改细辛 6g，加肉桂 3g。14 剂。再加细辛剂量，又加肉桂，乃温补少阴阳气，散寒邪以止痛。

2021 年 7 月 7 日因他病就诊，言服上方诸症缓解。

（毛以林）

熟地黄治疗糖尿病酮症

糖尿病患者多有肾阴虚，熟地黄味甘，性微温，归肾经，具有养血滋阴、补精益髓之功效，用于治疗糖尿病肾阴虚者颇为适宜。

笔者在运用黄芪、人参、熟地黄治疗糖尿病时发现，随着黄芪、人参剂量的改变，糖尿病症状也有所改善，但尿酮体水平无特异性变化；当同时加大熟地黄剂量时，尿酮体水平也有了显著变化。鉴于此，笔者以黄芪 25g，人参 10g，熟地黄 75g 为方治疗糖尿病酮症，在改善症状的同时降低或消除酮体，取得了满意的疗效。

据临床对 17 例糖尿病酮血症或酮症酸中毒（血酮均≥2mmol/L）患者的治疗观察，尿酮体均获转阴。

余曾治一 23 岁女性患者，患糖尿病已 3 年，形体消瘦，口渴喜饮，腰酸乏力，食欲不减，尿量尚可，体重从 62kg 降至 51kg，舌红，脉细弱。空腹血糖 11.6mmol/L，尿糖（++），尿酮体（+），血酮 2.2mmol/L。证属气阴两虚，治以养阴益气，方用黄芪 25g，人参 10g，熟地黄 75g，每日 1 剂，水煎服。同时嘱患者多饮水，以利酮体排出。4 天后测尿酮体（-）。再服 6 剂，症状均有所改善。追访 3 个月，尿酮体均为阴性。

糖尿病酮症是糖尿病患者在严重缺乏胰岛素时，不能很好利用体内葡萄糖，促使脂肪加速分解为脂肪酸，在体内生成酮体，酮体产生的数量和速度超过组织利用的数量和速度时，血中酮体就会升高，成为酮血症。大量酮体从尿中排出，而为酮尿症。酮血症和酮尿症统称为糖尿病酮症。自觉症状有渴饮无度，头晕头昏，恶心呕吐。

酮体是酸性的物质，若在体内继续增多可引起酮症酸中毒，乃至出现酸中毒昏迷、循环衰竭、肾功能衰竭等，对人体危害极大。因此，应及时积极有效的治疗糖尿病酮症，以减少或制止酸中毒昏迷的出现。

糖尿病酮症可通过空腹尿糖、尿酮检查等确诊。中医学认为，糖尿病酮症属阴虚燥热范畴。阴虚为本，燥热为标。由于津血同源，阴津耗伤则津血亏少，阴不化气，气虚鼓动无力，血供更滞，导致血瘀，瘀而化热，热不仅伤阴，还克伐正气，致气机运化失常，浊邪壅塞。于是阴浊、瘀热蓄积停留体内，使清阳受阻不能升，浊阴不得降而上逆，燥热、血瘀、浊邪三者为患，互为因果，形成恶性循环，遂致气阴两伤，使病情不断加重。

《医学衷中参西录》"玉液汤"加减治疗糖尿病酮症，颇有效验。曾治疗观察 60 例尿酮体阳性患者，经 10 天治疗后，其中 56 例尿酮体消失，有效率占 93.3%，短期 1 个月内未再出现尿酮体阳性。

药物组成及用法：太子参 20g，黄芪 30g，知母 10g，玄参 15g，玉竹 20g，五味子 10g，麦冬 15g，山茱萸 15g，天花粉 15g，鸡内金 20g，泽泻 20g，茯苓 20g，丹参 20g，川芎 10g。水煎 2 遍混匀，分早晚两次温服，每日 1 剂。

方中太子参、黄芪大补元气，以助阴阳；知母、玄参为滋阴降火，清热润燥之要药；泽泻、茯苓降浊渗湿；丹参、川芎活血化瘀；天花粉、麦冬、玉竹大滋真阴，使阳升阴应，自有云行雨施之妙；鸡内金能助脾胃之强健，化饮食中糖质为津液；五味子、山茱萸大能收敛，以封固肾关，固摄尿液。全方共奏生元气，滋真阴，固津液，清燥热，化浊邪，祛瘀血之功能，使元气得之以升，真阴得以填充，津液得以固摄，燥热、浊邪、瘀血得以祛除，糖尿病酮症岂有不愈之理。

（毕雅安）

遭雨淋后怕冷恶风

医案

汪某，男，63 岁。2018 年 9 月 25 日来诊。

症状：近日（秋分之后）遭受雨淋，突然怕冷恶风，浑身打战，站立不稳。脉浮濡，舌淡苔白，无发热，饮食二便尚可。追述前几天工作劳累，偶有失精，腰酸腿困，疲乏无力。

辨证：正虚邪干，外感风寒。

处方：桂枝加附子汤。桂枝 45g，白芍 45g，生甘草 30g，制附子 10g，生姜 20 片，大枣（切）12 个。1 剂。外加桂附地黄丸（浓缩丸），每次 15 粒。喝粥覆被取微汗。1 剂微汗出，诸症消失，嘱休息几天调养生息。

此属风寒感冒轻证，由于治疗及时，达到了一剂知二剂已之效。该案用了桂枝加附子汤，门人有所不解。

问曰：此为风寒感冒，无汗恶风本是麻黄汤证，为何反用汗漏不止的桂枝加附子汤，竟然还治愈了？

答曰：学习经方要懂医理，不可机械模仿，囫囵吞枣。此案患者是体虚感冒，一是年龄大，已过花甲；二是工作劳累，又遭雨淋；三是腰酸腿困，肾虚失精。

总之一句话，正气不足，外邪侵袭，无力祛邪外出，故怕冷恶风，打战不已。汗之出无不是关键，扶持正气，祛邪外出是正治。桂枝加附子汤滋阴和阳，温散风寒，再加桂附地黄丸可使正气足，有汗可止汗，无汗可发汗。故此一剂得微汗而愈。学习伤寒经方，要明其理，不可胶柱鼓瑟，只知有汗桂枝，无汗麻黄之训。后人习医要深思！

（王幸福）

史欣德补中益气汤医案

每到暑天天气炎热，不少人稍稍活动就会大汗淋漓，汗出多了就气喘吁吁，全身懒懒的，一点力气都没有，不由得就让我想起金元时期李东垣发明的补中益气汤。

当年我跟着黄煌教授进行过一个研究课题，对全国 330 位名老中医做过问卷调查，请他们写下最常用的 5 味药和最常用的 5 个方。结果发现补中益气汤是名老中医们最常用的处方，排名第一。方中黄芪、人参、白术、炙甘草都是味甘补脾益气药，其中黄芪主要补肺卫之气，能益皮毛而闭腠理，不让人出汗过多；人参、白术、甘草重在补心脾之气，针对心悸、气短而喘。配少量升麻和柴胡，一是可以升提下陷的清气，有助于脾气的升发；二是可以轻轻发散在表的外邪。特别是体质虚弱，同时又感受外邪者，用此方不至于发散过度而伤正气。所以我也常把补中益气汤看成是一首治疗虚人感冒的方子。

中医学认为脾主肌肉，所以脾胃弱最典型的症状就是懈怠，即松懈懒散，懒到不想做任何事情，只想躺着，感觉连拿一把笤帚的力气也没有，这是用补中益气汤的关键点。从外貌上看，一般有明显的疲惫貌，肌肉比较松软，或眼睑下垂，或眼袋大，面色缺少光泽，舌看上去嫩嫩的淡红色，舌苔并不厚腻。

脾虚导致肺气也虚，常感气短，走几步或上楼梯更明显，严重时躺着都气短。肺气虚则卫表失固，故很容易出汗，不动或稍微动一下就莫名其妙地突然浑身大汗淋漓，出汗时会感觉很热，但又有点怕风寒。

补中益气汤证的脉通常有两种类型：一种是右手寸脉，即气口脉浮大明显，比左手脉大，但按上去无力、飘浮感。另一种是右手脉非常沉细短，按着无力，甚至难以摸清楚。再从具体病症来看，常见的有以下几种：①反复感冒，头痛，咽痛，咳喘，鼻塞，喷嚏，流涕，口渴；②低血压，头晕眼花，视物昏暗，不能久视，失眠；③不明原因的长期低热，或潮热，定时发寒热，产后发热；④高脂血症、颈腰椎增生等，四肢无力，气短多汗，肢体麻木或疼痛，或腰痛有下坠感；⑤各种慢性出血症，如尿血、便血、崩漏、胎漏下血等；⑥反复尿路感染，劳累则发作，尿频、尿急、尿痛、小便不利；⑦大便异常，长期便秘或腹泻，解而无力；⑧女子带下绵绵，男子遗精；⑨慢性荨麻疹反复不愈，皮肤瘙痒，或慢性皮肤溃疡久不愈合。

补中益气汤能治疗的病症很多，从头到脚、从里到外都有，只要抓住3个基本特点：①极度的疲劳感；②气短或动则汗出；③右手脉浮大无力或沉细短，细微无力。

这里要特别强调的是，外感与内伤病之间有很多类似的症状，非常容易混淆。

李东垣发现了很多内伤脾胃造成人体元气亏虚的疾病，很像外感病，两者有时非常难区别。临床如果用反了药，给脾胃元气虚弱者用了治外感病的解表药，带来的危害是非常可怕的，是会送命的，所以感冒药也不是随便用的。

几年前网上有篇关注量很高的文章，细说了一位没有基础疾病的60岁男性，普通感冒，越治越重，最后送了命。我就在怀疑，这个患者可能就是李东垣发现的那种类型，明明是内伤脾胃的"补中益气汤"感冒，结果被当成了外感风寒的感冒，用了大量解表、清热药，一误再误，最后不救。

我的亲身体会：有一年秋天我感冒症状很重，头痛，鼻塞流清涕，服感冒中成药无效。傍晚下班坐公交车回家，一路热得大汗淋漓，再看周边乘客大家都很"淡定"，车厢内温度并不高，没有人出汗。一摸脉，浮细无力，才突然明白是我自己身体出了问题，因为最近工作太忙，有明显疲劳感，是体虚外感。到家后立刻服1袋补中益气丸中成药，大约半小时后症状消失。

明朝中期名医虞抟治验：一人三十余，九月间因劳倦发热。医作外感治，用小柴胡、黄连解毒、白虎等汤，反加痰气上壅，狂言不识人，目赤上视，身热如火，众医技穷。八日后，虞诊六脉数疾七八至，右三部豁大无力，左略弦而芤。

虞曰："此病先因中气不足，又内伤寒凉之物，致内虚发热；因与苦寒药太多，为阴盛格阳之证。幸元气稍充，未死耳。以补中益气加熟附二钱，干姜一钱，又加大枣、生姜煎服。"众医笑曰："此促其死也。黄昏时服一剂，痰气遂平而熟寐。"伊父曰："自病不寐，今安卧鼻声如平时。至夜半方醒，始识人，而诸病皆减。又如前再予一剂，至天明得微汗，气和而愈。"（见《名医类案》）

明朝名医薛己治验：一儒者素勤苦，恶风寒，鼻流清涕，寒噤嚏喷。余曰："此脾肺气虚不能实腠理。"彼不信，服祛风之药，肢体麻倦，痰涎自出，殊类中风。余曰："此因风剂耗散元气，阴火乘其土位。"遂以补中益气加麦门、五味治之而愈。

清朝李铎治验：郑某，年逾四十，体丰面白，患伤风咳嗽，鼻流清涕。服表散药一剂，反加头痛身热，诊脉虚缓。此脾肺气虚而兼感外邪。用补中益气加半夏、茯苓、杏仁，治之而愈。（见《医案偶存》）

按：该患者体丰面白，当是一位养尊处优的虚弱人，服发表药后症状加重，改用补中益气汤治愈。

清朝张三锡治验：一人苦头痛，众作外感治。诊得右手寸口脉大，四倍于左，两尺洪盛。乃内伤气虚头痛也，外兼自汗倦怠。以补中益气汤加炒黄柏，一剂知，二剂已。（见《医学六要》）

按：感受外邪或体虚气弱都可以引起头痛，常虚实难辨，张氏通过脉象特征，结合自汗、倦怠的兼症，判断为内伤气虚头痛，用补中益气汤速效。

清朝李怀兹治验：一妇，素禀羸弱，产育过多，常患头痛，背上畏寒之极，夏月必用棉絮裹首，复衣掩背。初冬伤寒发热，头痛异常，周身痛楚，膝下与手臂皆不温，而手心独热，胸膈无恙，二便如常，或用表药，热势不减，畏寒转增，胸膈迷闷，二便艰涩。李用补中益气汤加蔓荆子微汗而安。

按：该患者体质本来就很差，极度怕风寒，这次发病在初冬，发热，头痛，身痛，症状完全像是外感证，所以初始用了发表药，结果症状不但没有减轻，反而更重了，李氏改用补中益气汤取效。有些感冒发热等病，用常规方法治疗无效，甚至加重时，别忘了还有一个特殊的类型，即虚人外感，千万别再发汗祛邪，一误再误，而是要用补中益气汤。

医案 1：乏力案

我在大学刚毕业时对脉诊的重视度不够，有一天接诊了一位 50 多岁体型偏胖的女性患者，诉 1 个多月来全身没力气，心情很不好，对什么都没有兴趣，人总是开心不起来，很压抑。

见患者为抑郁的表情，又为女性，脑子里跳出来的方子就是逍遥散，于是开了 7 剂。

复诊：1 周后告知，病情没有任何改善。看来方子没有选对。于是仔细体会脉象，发现右手脉沉细而短，且无力，遂改方补中益气汤，7 剂。

三诊：这次患者非常高兴，说这个方好，人一下子就活过来了，原来连扫把都不愿意拿，现在有力气拖地干家务了。

临床上这种内伤脾虚证非常容易被误诊为肝血不足的抑郁症，有了这次教训，后来误诊的情况就少了许多。

医案 2：头晕案

患者，女，70 多岁，头晕、血压低数月，在其他医院用了多种中西药，但头晕问题一直得不到缓解。

症状：患者并不是天旋地转感，而是晕晕乎乎、昏昏沉沉的感觉。我一摸脉，发现右手脉非常细弱。

处方：补中益气汤。服药后，症状很快消失。

之所以记住这位患者，是因为治好了老太太后，其儿子又带她 8 岁的小孙子来治疗顽固性鼻出血，用了中成药导赤丸 1 周痊愈。

医案 3：老年便秘案

患者，男，85 岁，2016 年 3 月初诊。诉突然摔倒，导致右股骨颈骨折，手术后又做了康复，勉强可以行走，但是大便又出现问题，里急后重，想拉但拉不出来，一上午总往厕所跑，反反复复进去出来五六次，都解不出来，非常痛苦。

症状：双侧脉均浮弦大，重按无力，特别是右手脉，考虑到同时伴有乏力，容易流口水，说明中气大虚。

处方：补中益气丸。1袋。

没想到，当天服药，第二天开始每天1次大便，轻轻松松就解出来了。

医案4：腰痛案

2012年的某个周末，我自己在家拖地打扫卫生，地拖到一半时突然感觉背部一股气往腰部方向呼地一冲，顿时腰部剧痛，无法直起。自以为年纪大了，肝肾亏虚，马上服用中成药六味地黄丸，连续服用2天症状没有丝毫缓解，知道是思路错了。

想到自己平时汗多，易疲劳，脉沉细少力，发病时有气下冲的感觉，明白自己是中气不足，气虚下陷引起的腰痛，与肾无关。当即改用补中益气丸1袋，服完半小时不到，腰痛顿失，疗效之快，始料未及。

再次感慨中医的神奇与李东垣的大智慧！

医案5：崩漏案

某天，南京一位40多岁的朋友突然打电话来，说她月经出血淋漓不止已经1个多月了，用了很多中西药均无效，很苦恼。

我听出她电话里讲话的声音和平时不同，有气无力的，就问：你最近感觉累吗？她说：非常累。于是，我告诉她去买中成药补中益气丸，按说明书量服。

她一听是补中益气丸，就有点怀疑，反复提醒我需要止血。我劝了半天，总算同意先服用3天看看效果。结果3天后非常高兴地打电话告诉我，出血完全止了。

医案6：痔疮出血案

我的一位老患者，男性，50多岁，痔疮复发，疼痛难忍，出血不止。

自行服用了我之前开的有效方，结果这次无效。无奈，只能打电话咨询我。问诊中发现他这次发病前有过度劳累的问题，此次痔疮发作同时伴有严重的疲劳感。建议患者马上改用补中益气丸合槐角丸，很快解决了问题。

补中益气汤能治疗的病症远不止这些，只要我们把握住这个方的基本作用原理与关键指征，就能举一反三，灵活运用，取得意想不到的佳效。

严重怕冷案

医案

赵某，女，45岁。2021年10月14日初诊。

患者诉最近很怕冷，半夜起夜很容易着凉，心悸乏力。在本地中医院开的药，服用后胃痛，又全身发冷，今天是月经第一天，月经量大，脸色苍白，想请老师看看。

症状：怕冷，心悸，乏力，月经量大，网诊舌脉不详。

处方：四逆汤合当归四逆汤、胶艾汤加减。制附片25g，干姜10g，细辛10g，当归10g，肉桂10g，黄芪60g，川芎10g，熟地黄30g，白芍15g，艾叶15g，红参15g，仙鹤草30g，淫羊藿30g，补骨脂30g，甘草10g，阿胶10g。7剂，水煎服，每日3次。

10月22日清晨患者发微信道：老师啊，这药吃完全身不冷了，手脚都热起来了，太好了。

张光按： 患者怕冷严重，容易着凉，加之心悸乏力，可知为心肾阳虚，以四逆汤补心肾之阳气，加红参增强益气温心阳之力；月经量大，以胶艾汤补血止血，加仙鹤草增强止血之力；面色苍白提示血虚，以当归四逆汤温经散寒。同时患者发来当地中医院开的处方，方以乌梅丸为主加减，患者称服药后胃痛、全身发冷，或是方中有黄芩、黄连等凉药的缘故。

各抒己见

大家可以了解一下补骨脂的作用，此处不仅用于温补肾阳，还另有用意。

陈晨： 补骨脂还可以促进子宫平滑肌收缩，阳虚崩漏者可以用。还有菟丝子，有促黄体作用。寿胎丸中的四味药都是类孕激素作用。

师父：考虑了出血过多血虚，所以就用了当归补血汤。

陈晨：人流后出血要先查明原因，不同原因治法不一样，多数是因为没做干净，宫腔有残留，此时应化瘀止血；如果是瘢痕子宫，或既往有多次手术史，肌层薄，要排除穿孔类器械损伤；还有宫外孕被误做了人流，甚至有宫内外同时怀孕只把宫内做掉的情况。先做 B 超，必要时要查血 hCG，产后胎盘残留，之前用了 1 周缩宫素、2 周中药无效，建议清宫。五灵脂、蒲黄、水蛭是专药，这是我个人的经验。

湿重型全身疼痛案

医案

王某，男，55岁。2016年7月6日初诊。

患者体格健壮，侦察兵出身，近几年锻炼后，全身疼痛不已，现代医学查不出问题，看过好几家中医院，吃了不少名老中医的药就是不见效，几乎失去了再治疗的信心，偶然看到我坐诊的信息，慕名求诊，想再碰碰运气。

症状：身体高大，脸面紫红，两目炯炯有神，刚锻炼回来。诉身体疼痛多年，吃完解热镇痛药，发汗后能缓解一时，过后仍疼痛。舌淡苔白腻，脉象浮滑濡，饮食正常，大便不干略溏，小便正常。余无他症。

辨证：风湿郁积体表，经络不通。

处方：三仁汤合桂枝汤加减。生薏苡仁30g，白蔻仁12g，杏仁12g，淡竹叶12g，厚朴12g，通草6g，滑石30g，清半夏15g，羌活12g，荆芥10g，防风10g，桂枝15g，白芍15g，生姜6片，大枣3个。水煎服，每日3次。本意要开5剂药，患者不允，说先开3剂看看有没有效果，有效了再开，所以开了3剂。

服药禁忌：出汗后不得吹空调、吃冷饮。

3剂后疼痛大减，因我到外地出诊未能复诊，自己又照原方抓了3剂，多年疼痛去除。患者大喜，告知这两天腰有点酸痛，前方加肾着汤3剂，痊愈。

按：此案治疗起来并不复杂，但是前医均治疗不效，实际上是未抓住病机，一味活血通络，或补肾强精，文不对题。该患者舌淡苔白腻，大便略溏，脉浮濡，已提示是湿邪，发汗后痛轻，风祛湿在，很明显，只要针对病机用药，就能很快取效。三仁汤祛湿，桂枝汤治汗后身痛，祛风调营卫，羌活、荆芥、防风改善微循环止痛，汤方对证，故多年疼痛，药后迎刃而解。

各抒己见

该医案谁还能想到其他方子吗？

陈晨：麻杏薏甘汤。

巩和平：九味羌活汤合麻杏薏甘汤。羌活、独活祛风除湿，止全身之痛。

许斌：差不多，我想的是麻杏薏甘汤合荆防败毒散。

师父：麻杏薏甘汤加羌活、荆芥、防风。

（王幸福）

秦皇岛讲课实录

我今天想跟大家分享两方面的问题，第一，专科性的问题，主要讲一下崩漏，中医学上叫崩漏，现代医学上叫异常子宫出血；第二，讲一些敏感性病症的治疗思路和方法。

中医学讲人体病，大体不出气、血、水、火这四个方面，今天我想借这个机会就讲血和水两方面。第一，我们常说"久病从瘀治"，这里我给大家讲一个主要代表性的方子，就是血府逐瘀汤。第二，从水的方面去治，水代谢障碍产生的疾病很多，我临床在这方面小有体会，在此想借五苓散这个方子，来和大家谈一谈我临床上的一些体会。

崩漏大家都比较熟悉，现代医学上称为异常子宫出血，临床上也比较常见。从中医学上来讲，大概从三个方面去治疗：第一，我们一般都不谈 14 岁以下的小孩，因为 14 岁以下基本还没有发育成熟，不牵扯这个问题。第二，七老八十者也不牵扯这个问题。第三，中间 14—70 岁，该年龄段患者容易出现这个问题。这三个方面，即青年、中年、老年。

当然这只是原则，不能说青年崩漏多血热，以后遇到青年崩漏的，就都用凉血止血的药去治疗。那是不对的，太刻板了。一般原则，就是我们碰到的可能是或大多数是这种情况，还有个别特殊情况，我们就要特殊对待。

我给大家介绍两个方子，一个方子是我最常用的，张锡纯《医学衷中参西录》中的老年血崩汤。还有一个是胶红饮。还要和大家讲常规用药，哪些药在治疗崩漏时是最有效的，这几味药要用到多大的量比较好，或最合适。

中医学常讲一句话，叫作"中医不传之秘在于量"，不同的量就有不同的作用。如我经常讲到麻黄，它在临床中用量不同，作用是完全不同的。大家都知道麻黄有解表平喘、利尿的作用，这是常规功效，它在不同的点上或不同的量上，作用和效果是不一样的。炙麻黄的主要作用是发散风寒。生麻黄在利尿的时候，用量不要超过 5g，超过 5g 就起不到利尿的作用，反而是缩尿的作用。这就提醒我们在应用麻黄这味药的时候，要注意不同的药量针对不同的病，在治疗小便不利的时候，我习惯用 3g，不超过 5g；在散结的时候，我治疗很多肿瘤、肌瘤，一些包块，包括用到的阳和汤里也有麻黄，但用量都不大，3～5g 就行了。如果用于解表散寒就要用到 10g、15g、20g，甚至 30g，这样才能达到目的，即不同的量有不同的作用。

又如半夏，半夏有降逆化痰、止痛、镇静的作用，还有治疗皮肤病的作用。这就存在用量的不同，我们不能遇到什么病都用 10g，或都用 9g，这是不行的。要很好地把半夏的功效掌握住，我在临床研究这么多年，发现半夏在 10～30g 时降逆化痰的作用是最好的。

如二陈汤，陈皮、半夏、茯苓、甘草，如果以化痰为主要目的，那半夏的用量就不要超过 30g，用 15g 就可以起作用。如果想要镇痛、止痛，用量在 15～30g 时是不起作用的，必须用到 30～60g 才能起到止痛作用。

难治性耳鸣案

耳鸣一症，人们十分关注，因为一般人认为耳鸣就是肾虚的表现。患者就诊时第一句话就说："我肾虚！"再追问其所苦，才说出是耳鸣，可见"肾虚耳鸣"的说法多么深入人心。不可理解的是，在中医界一些医生治疗该病也把补肾作为首选，一时间，六味地黄丸卖得很火，听说大多被耳鸣患者买了，而服用后乏效者反说六味地黄丸是假药。

耳鸣一症多见，也难以根治，因而耳鸣一症成了游医、虚假广告和骗子们的主攻目标。现代医学有多种检查方法，但至今没有特效疗法。对于耳鸣，中医学有许多解释，除肾虚，还有很多引起耳鸣的原因。

根据耳鸣音调不同可辨虚实。如《类证治裁·耳症论治》说："由痰火者其鸣甚，由肾虚者其鸣微。"《景岳全书·杂证谟》说："凡暴鸣而声大者多实，渐鸣而声细者多虚。"也有因为肝胆火热所致者，如近代医家唐宗海就说过："耳虽肾窍辨声音，绕耳游行是胆经，时辈不知清木火，漫将滋肾诩高明。"耳鸣之因非独肾也。《素问·脉解》载："阳气万物盛上而跃，故耳鸣也。"阳气上乘，下元虚衰可致，而肝胆实火也可盛上，因此明代医家孙一奎在《赤水玄珠》中肯定地说"耳鸣必用当归龙荟丸"，这句话给难治性耳鸣提供了一根稻草，笔者在临床上用过多次，确有良效。

当归龙荟丸，原名龙脑丸，出自《黄帝素问宣明论方》，药用当归、龙胆草、栀子、黄连、黄柏、黄芩各一两，芦荟、青黛、大黄各半两，木香一分，麝香半钱。上为末，炼蜜为丸如小豆大，小儿如麻子大。生姜汤下，每服20丸。治肝胆实火证，耳鸣初起，头晕目眩，大便秘结，小便赤涩，脉象弦滑有力，舌质红赤，舌苔黄者。遣用本方时，先用水煎服3剂，麝香市场上难寻真者，可用石菖蒲10g代之。3剂之后，继服蜜丸，疗程在3个月以上，服至脉平苔薄时方停。

此外，《外科正宗》的聪耳芦荟丸与当归龙荟丸组成稍有出入，也可以治疗肝胆实火，耳内蝉鸣。东垣曰："头痛耳鸣，九窍不利，肠胃之所生也。"《灵枢·口问》言："人之耳中鸣者，何气使然？岐伯曰：耳者，宗脉之所聚也。故胃中空，则宗脉虚，虚则下溜，脉有所竭者，故耳鸣。"《赤水玄珠·耳门》言："肠胃不足，故气弱不充。伤寒及大病之后多有此症，以补中益气汤治之。"

笔者受东垣"甘温益气则通气"的影响，临证若遇气虚清阳不升之证，不用补中益气汤，而用益气聪明汤。此方《脾胃论》未载，是源自《东垣试效方》，由黄芪、甘草各半两，芍药一钱，黄柏（酒制，锉，炒黄）一钱，人参半两，升麻、葛根各三钱，蔓荆子一钱半，每服三钱，水二盏（400ml），煎至一盏，去渣温服，临卧、近五更再煎服之。功能益气升阳，聪耳明目。主治脾胃失养，饮食不节，清阳不升，头目昏蒙，耳鸣、听力下降，确有升阳开窍之效，对于久治不愈的耳鸣可以试用。

值得注意的是，近年社会环境安定而富足，不似东垣时代的动乱而饥寒交迫，即使有中气不足者，也多为疾病所致，少有食不饱肚者。实际上，有大量的饱食终日，缺乏运动的痰湿阻滞致清阳不升者，这类人胃中不是空虚，而是阻塞，气机不通，也可见气短乏力、耳鸣不聪，并见舌淡而腻，脉濡而模糊者。遣用益气聪明汤加荷梗、石菖蒲、白豆蔻等芳香化湿开窍药后有明显疗效。

明代医家刘纯在小结耳鸣一症之治疗时说："凡耳鸣症，或如蝉噪之声，或是钟鼓之响，或如闭塞。此是痰火上升，郁于耳中而为鸣，郁甚则壅闭矣，治宜清痰降火。

又有因大怒而得，宜顺气聪耳汤。此方出自《观聚方要补》，由枳壳、柴胡各二钱，乌药、木通、青皮、川芎、石菖蒲各一钱，甘草五分组成。功效为聪耳，主治因恼怒而耳鸣。

有因于风而得，其鸣如轮车轰然，或气掉眩，宜祛风芎芷散，热则加酒芩、连翘。

有肾虚耳鸣者，其鸣不甚，滋肾丸，虎潜丸，大补阴丸，八物汤加黄柏、知母……饮酒人耳鸣宜木香槟榔丸。其所出方药可做参考。

对于肾虚证之耳鸣，临床确也不少，多为年老体弱，气衰退者。正如《灵枢·海论》说："髓海不足则脑转耳鸣，胫酸眩冒。"《灵枢·决气》："精脱者耳聋……液脱者，骨属屈伸不利，色夭，脑髓消，胫酸，耳数鸣。"此种耳鸣多伴有耳聋，其听力逐渐下降，可视阴阳亏虚的具体情况，遣用左归饮或右归饮加磁石、五味子、龟甲。

耳科中医干祖望老先生认为：对耳鸣的问诊，必须分清音调与音量，但患者不知音调、音量之别，可问他如蝉鸣、火车声、沸水声、风吹声等后，再予以分析。如蝉鸣调高而量小，一只蝉鸣固如此，如一群蝉噪，自然调高量大了。飞机声，近者调高量大，远者调低而量小。此中的大、小、微、弱体验完全是患者的感觉，耳鸣好否？好了多少？也是一种感受。

因此，在耳鸣的治疗中，若病情明显好转则应鼓励其去适应耳鸣，并逐步忘记。当然，现代医学有一些检测方法，可以为诊断提供依据，但对于中医临床多无实际意义。此外，耳鸣虽属小病，一般不会危及生命，但影响生活质量，长年鸣响，常有郁病相伴。因此，不论血瘀、肝火、痰火、肾虚、气虚所致者，如若配伍理气解郁之品，如香附、郁金、合欢花、合欢皮，可使气通鸣声减。

（王辉武《老医真言》）

医案 1

李某，男，52 岁，2021 年 12 月 2 日初诊。

症状：耳鸣、脑鸣 1 年多，视物模糊，舌淡苔白齿痕，右寸关浮滑，尺不足，左弦软。

处方：生黄芪 150g，生甘草 10g，党参 30g，升麻 10g，柴葛根 30g，蔓荆子 10g，白芍 6g，黄柏 3g，肉桂 10g，制附子 10g，熟地黄 30g，怀山药 30g，山萸肉 30g，茯苓 40g，泽泻 30g，牡丹皮 10g，生白术 30g，怀牛膝 10g，车前子 15g，生龙骨 30g，生牡蛎 30g，磁石 30g，石菖蒲 15g，远志 10g，陈皮 10g。

医案 2

吉某，男，31 岁，2021 年 12 月 2 日初诊。

症状：耳鸣1个月，如飞机轰隆声，坐飞机去西藏后出现，越热越严重，口干口苦，腰酸腿困，乏力，纳差，打嗝反酸，大便稀，小便黄，口苦，苔薄舌有齿痕，脉左细软右浮软。

处方：生黄芪120g，党参30g，柴葛根30g，蔓荆子10g，白芍15g，黄柏10g，升麻10g，肉豆蔻10g，仙鹤草30g，干姜10g，砂仁10g，清半夏15g，磁石30g，熟地黄45g，山萸肉30g，牡丹皮10g，怀山药30g，茯苓30g，泽泻10g，柴胡10g，龙胆草10g，生牡蛎30g。

医案3

郑某，男，42岁，2021年12月2日初诊。

症状：耳鸣两三年，金属丝丝声，声音不大，耳中分泌物多，口腔溃疡，右肩疼痛，肾结石，手脚冰凉，阴囊潮湿，便稀，出汗，舌尖边红，苔薄水滑，脉弦细。

处方：清半夏20g，防己10g，生黄芪60g，黄芩10g，黄连10g，党参30g，生甘草10g，大枣3个，干姜10g，生地黄25g，巴戟天12g，山萸肉30g，肉苁蓉15g，石斛15g，制附子6g，五味子15g，肉桂10g，石菖蒲10g，麦冬15g，远志10g，薄荷3g，熟地黄25g，怀山药30g，当归12g。

医案2和医案3两位患者结伴从成都到西安就诊，郑某服药2剂后耳鸣消失，吉某服药5剂后耳鸣明显好转，全身无力症状消除，大便基本成形，口干口苦减轻。医案2中三方加减，即益气聪明汤、耳聋佐慈丸、四神丸，再加口苦专药。医案3中我抓住慢性口腔溃疡一点，不及其余，用半夏泻心汤打底治疗，收效。这不是我的经验，是我学习河南中医药大学李发枝老师的医案，自己悟出来的。李老治了很多怪病，有时候效果不好，后来他发现只要有口腔溃疡，就用半夏泻心汤打底处方效果就很好。这就是秘诀，一定要悟到。

不管看什么病，实际上都是一样的。专方加专药。这也就是平时我常说一定要多掌握方剂（专方）和专药，再分清寒热虚实用药比例的原因，临床上简洁实用，看病就这么简单，剩下就是你的经验了。从另外一个角度来说，就是我常说的有是病用是方，有是症用是药。

有兴趣者可以看看《中医经方临床入门》这本书，我已经看了很多遍，看了很多年了，现在还在看。这本书是费维光所写，他自学中医，自学成才，深得日本汉方著名教授的欣赏。在二十世纪八九十年代写出的论文和文章在国内大陆地区发表不了，因为他不是科班出身，也不是医院的医生，所以文章发表不了，但是在日本和中国台湾却得到了发表，引起轰动。他的办法就是按病选方，就是我们说的方证对应。我们常用的是按病组方，一字之差，效果天壤之别。尤其是文中提到的日本学者裕田纪政先生，很伟大，他把《伤寒论》讲得很透彻。看完这本书我们不能不佩服其研究中医的思想和认真客观的态度与办法。实事求是，一就是一，二就是二。不迷信古人，不迷信权威，只重客观事实，不为浮云而遮眼。

经方治大病、疑难病，应该说是没有问题的，不用质疑。我所说的经方就是《伤寒论》中的方子，但其毕竟是1800年前的实践成果，在对疾病的治疗方面经验还是不完全，不能包罗万象，达到100%的效果，但达到70%的效果还是没问题的。在掌握这些现成经方成果的基础上，我们还应该学习经方的思想，用它的思路去发展创新更多的经方。

如我在临床上用葶苈大枣泻肺汤治疗严重的心力衰竭，效果十分满意，几无失手。类似这种疾病，使用经方治疗的效果都是满意的。关键是要吃准经方，吃透经方，掌握好药量。方证对应，实际上就是按病选方。我一直遵循着这个思路。

上面两例耳鸣看着用了很多方，实际上也是这个思路。有是病用是方，有是证用是药。我很少用辨证施治那一套东西，见证发方，见症发药。早年看病均按照中医辨证施治理法方药，一层一层一步一步分析，最后自己组方，结果疗效几无，曾经极度怀疑自己不是学中医的料。看到很多著名的老中医，他们走这条路个个都是成功的，我怎么这么笨呢？现在年龄大了才明白其中的道理，他们是因为看病看得多了，经验丰富，可以随意组方，前提是他们已经有了经验。对没有经验的人来说，这套方法不好使。另外，他们把病治好了以后，又描眉画红加以理论粉饰，这样就误导了更多的后人。

中医传下来的经方和有效的验方，经过几千上亿人的实践，证实是规范的，是标准的，是可靠的，是可以重复的。就像现代医学的标准化程序一样，我们为什么不采取这个方法呢？照标准去用，一打一个准。辨证施治、理法方药这套东西太抽象了，不具体，不好掌握。《伤寒论》目录就是辨某某病脉证并治……先辨病再用方，对号入座，就这么简单。辨证施治、理法方药是宋以后，一些儒家从医后出现的，隋唐以前是没有的。中医本来是很质朴、很赤裸的，后来慢慢变得虚了。我常开玩笑说，中医本来就是个光屁股小孩，有人非要给它弄一套衣裳穿上。好看是好看，但是我们看不到本质了。中医里有很多专病专方是不需要辨虚实寒热的，对上证了，百打百应。

模式就是"辨病抓机 + 因机选方 + 随症加减"。这个总结得很好，实际上我们的方证对应，按病选方就是这个道理。

医案 4

邹某，男，58 岁，2021 年 12 月 12 日初诊。

症状：耳鸣 2 年多，血压略高，饮食、二便正常，舌淡红，苔薄白，脉不详。

处方：磁石 30g，生黄芪 60g，生甘草 6g，北沙参 30g，升麻 9g，柴葛根 30g，蔓荆子 6g，赤芍 10g，黄柏 10g，陈皮 10g，石菖蒲 30g，远志 10g，龙胆草 10g，车前草 30g，川木通 10g，栀子 10g，黄芩 10g，当归 10g，金雀根 45g，生地黄 15g，泽泻 15g，柴胡 30g，怀牛膝 45g。

医案 5

袁某，女，86 岁，2021 年 12 月 12 日初诊。

症状：耳鸣 30 年，耳聋七八年，饮食、二便基本正常，舌淡苔薄白，脉不详。

处方：磁石 30g，生地黄 45g，怀山药 30g，山萸肉 30g，茯苓 30g，牡丹皮 10g，柴胡 10g，泽泻 15g，生黄芪 120g，生甘草 15g，细生晒参

15g，升麻 9g，柴葛根 30g，蔓荆子 6g，赤芍 6g，黄柏 3g，陈皮 10g，防风 15g。

按： 医案 4 是益气聪明汤合龙胆泻肝汤，医案 5 是耳聋左慈丸加益气聪明汤、龙胆草。医神经性耳鸣如蝉叫，加龙胆草 10～20g，石决明 30～90g，山茱萸 15～30g，名三镇汤。

《医方真谛》中有一专灭五官冒火的翘荷汤。临床上经常会遇到患心烦、耳鸣、目赤、鼻干、龈肿咽痛等头面孔窍燥热证患者，一般都是自作主张，先买几袋黄连上清丸或三黄片之类成药服用，结果疗效不理想，有的患者还会因服药不当而出现腹泻。即使找中医诊治，大部分也都是开黄连解毒汤一类药方，取效亦是不佳。实际上，治疗此证有一妙方，即翘荷汤，三五剂即可解除症状。

我在临床上常用翘荷汤治疗燥火上郁所致的耳鸣、目赤、龈肿、咽痛、鼻疖、流涕、头痛等病症。方剂常用量：连翘 15g，薄荷 10g，桔梗 10g，生甘草 6g，生栀子 10g。还可以随症加减：咽喉不痛者，减桔梗、甘草；耳鸣者，加夏枯草、石菖蒲、蝉蜕等；目干、目赤、目痒者，加菊花、密蒙花、夏枯草、香附、木贼等；咽痛者，加山豆根、蝉蜕、马勃、玄参、射干等；过敏性鼻炎鼻塞流涕者，加谷精草、青葙子、密蒙花、辛夷、荆芥等；头痛者，加蔓荆子、白蒺藜等；牙龈肿痛，或口唇起疱疹者，加升麻、生石膏或大黄等。

（王幸福）

益气聪明汤治疗耳聋

患者，男，54岁，广东省梅州市大埔县人民医院外科主任，因脑梗死注意力、反应力下降，动作迟缓，语言不利。针灸加中药治疗1个月，现所有症状已减轻。方剂主要使用益气聪明汤加活血的丹参、川芎、赤芍，功可益气升阳，聪耳明目，以促进脑供血，促进脑细胞再生。益气聪明汤对于耳鸣耳聋，视力下降，视物昏花，记忆力、反应力下降，学习能力降低都有良好疗效，另外对于气虚型脱发效果也非常好。

滋水清肝饮：熟地黄30～50g，山药30～50g，山茱萸15～30g，牡丹皮10g，茯苓10g，泽泻10g，白芍15g，栀子10g，酸枣仁30～100g，当归10g，柴胡10g。仅限肝郁、肾虚型。茯苓、泽泻、牡丹皮也应该酌情加减。甲状腺功能亢进患者尽量不要做[131]I。

所有的疾病都要辨证准确，否则疗效并不好。如气虚耳鸣，就需要用补中益气汤或益气聪明汤，瘀血耳鸣就用通窍活血汤，肾虚耳鸣需使用六味地黄丸或耳聋左慈丸。

曾治疗过一个耳鸣患者，使用通窍活血汤、益气聪明汤都无疗效，后来就没再来治疗过。很长时间之后碰到该患者问其耳鸣病情，其说后期自己在药店买了六味地黄丸服用治好了。可见他并非是气虚或瘀血，而是肾虚造成的耳鸣。可是回去翻阅他的病历，脉象、舌象和临床表现上并无肾虚的症状。

黄褐斑治疗经验

黄褐斑者，肝郁气滞型最多，主要症状为色斑深褐或略带青蓝，弥漫性分布，兼有情志抑郁，胸胁胀满，或少寐多梦，面部烘热，月经不调，脉多弦细，主方为加味逍遥散：牡丹皮15g，栀子10g，柴胡10g，当归15g，白芍15g，生地黄15g，丹参20g，凌霄花10g，白芷（后下）10g，益母草20g，柿树叶10g。

1. 肝肾不足型

色斑褐色，好似煤炭，灰暗不光泽，畏寒肢冷，口淡乏味，小便频数而清，甚至小便不禁，或尿后余沥未尽，或大便稀溏，腰部空痛喜按，性欲减退，皮肤干燥瘙痒，腰酸腿软，脉象沉迟无力，舌质淡白，舌苔少或薄白，治疗以补益肝肾为主，归肾丸加减，处方如下：菟丝子30g，女贞子30g，生地黄20g，熟地黄20g，当归12g，墨旱莲15g，鸡血藤20g，天花粉12g，白茯苓12g，山药15g，山茱萸15g，杜仲20g，枸杞子15g，柿树叶10g。有火者需加牡丹皮10g，山栀子10g。

2. 脾虚湿蕴型

色斑黄褐，状如灰尘，固着在颧骨部，如日久未洗，甚至环口黧黑，兼有肢体困乏，少气懒言，周身窜痛，纳谷不香，脘冷腹胀，胸膈痞塞不适，偶有呕吐或大便稀薄，脉象濡弱，舌质淡红胖嫩有齿痕，舌苔薄白微腻，治疗以健脾益气，祛湿为主，参苓白术散加减：党参12g，白术15g，薏苡仁30g，冬瓜皮30g，茯苓12g，木香（后下）10g，当归15g，鸡血藤30g，鸡内金10g，砂仁（后下）6g，山药15g，桔梗10g，扁豆15g，莲子10g，柿树叶10g。

3. 气滞血瘀型

黄褐斑灰褐或黑褐，伴有慢性肝病或月经色暗，有血块或痛经，舌质暗红有瘀斑，脉弦涩，治疗以理气活血，化瘀消斑为主，方用桃红四物汤加减：当归 12g，鸡血藤 30g，益母草 30g，丹参 30g，苏木 10g，泽兰 12g，泽漆 12g，柿树叶 10g，党参 15g，桑寄生 30g，制乳香 10g，制没药 10g，牛膝 15g，桃仁 20g，莪术 15g，香附 10g。

柿叶茶突出的营养保健功能在于含有高于普通茶叶几倍甚至几十倍的天然维生素 C，并且芦丁、胆碱、黄酮甙及人体必需的 17 种氨基酸的含量，也比水果、蔬菜、普通饮料高几十倍。天然维生素 C 可促进人体新陈代谢，对坏血病、心血管疾病及癌症等有一定疗效。芦丁、胆碱有软化血管，防止动脉硬化的作用。黄酮甙能降低血压，增加动脉血流量，对金黄色葡萄球菌有明显抑制作用。据介绍，长期饮用柿叶茶可防止黑色素（老年斑）积聚，促进人体生成抗癌、抗流感病毒的干扰素。柿叶含有丰富的丹宁酸，拿柿子叶泡澡，可以产生很好的杀菌、清洁、紧实皮肤的效果，是最简单又有季节感的美容方法。

纯中药治愈混合型痔疮一则

医案

张某，男，55 岁，2022 年 4 月 16 日初诊。

患者长期饮酒，嗜食辛辣厚味，痔疮病史多年形成了瘘管，瘘管窦道不断有液体渗出，肛门肿物胀痛，潮湿，痛痒，大便黏滞不爽。因惧怕手术，遂寻求中医保守治疗。

症状：体质肥胖，脉沉迟，舌胖大，质偏暗，苔黄白。

治则：活血解毒散结，敛疮生肌。

处方：黄芪 30g，当归 30g，金银花 30g，四叶参 25g，生乳香 6g，生没药 6g，生甘草 15g，蜈蚣 1g，炮猪甲粉（包煎）30g，皂角刺 30g，生大黄（后下）6g。7 剂。水煎服，每日 1 剂，分 2 次饭前半小时服用，另痔速宁颗粒每次 9g，每日 2 次，饭前半小时服用。

复诊：自诉肿物减小，大便通顺，瘘管渗液消失，肛门较之前干爽，痛痒明显减轻。守方 7 剂，服法如前。

三诊：自诉瘘管窦道触摸变细小，大便顺畅，痛痒消失。因兼汤药口味难服，要求单用痔速宁颗粒，巩固治疗，防止复发，取颗粒半个月量。

四诊：疗效反馈，指检肛门平滑，瘘管窦道消失。

痔瘘管窦道形成的痔疮，治疗难度较大，多数患者选择手术治疗，创伤恢复期疼痛难忍，中医治疗胜过手术刀。

师徒奇缘

2011 年 11 月 30 日，我在深圳书城看到了恩师王幸福的第一本大作《杏林薪传：一位中医师的不传之秘》，完全被里面的文章震撼住了，于是我毫不犹豫地买了下来，后来才知道我的这个举动太明智了，太值了。从这以后我就开始同老师"神交"了，时刻关注着老师的作品，经常去深圳书城看看有没有老师的大作，一旦有了，我就毫不犹豫的买下来，回到我的中医工作室就开始潜心研读，细细啃其中的"美味大餐"。

我在这本书的第一章"秘法薪传"中看到了"泌尿系感染速效方"这个方子时，心头顿时一亮，因为这就是我需要的秘方！近段时间我看了许多有关这方面的妇科感染性疾病，效果都不太理想，老师的这篇文章正合我当下的需求。

下面，我就为大家分享一下用此方的医案。

医案

蔡某，女，43 岁，香港某知名摄影师。体瘦，素有泌尿系统感染性疾病。

症状：尿频，尿急，尿不尽，尿道口灼热。患者非常痛苦，当下求诊于我。

处方：黄柏 10g，炒苍术 10g，生薏苡仁 30g，怀牛膝 10g，川牛膝 10g，乳香 3g，炒杜仲 15g，炒续断 15g，全当归 10g，苦参 5g，浙贝母 10g，制白头翁 10g，益母草 30g，炒麦芽 30g，生麦芽 30g。3 剂。

这是我第一次使用老师的方子和经验，当时心情是忐忑的，我在心里默默地告诉自己，相信老师一定错不了。第二天中午时分，我接到了患者从香港打来的电话，她说她非常感谢我，这是她这 10 多年来睡得最好的一个晚上，有些症状几乎神奇般地消失了，人感觉非常舒服，小便也特别顺畅。我说那就好，还告诉她，先好好把这 3 剂中药服用完，之后再过来复诊。我放下电话，在心里默默地喊了一声"耶"！搞定了！我当时的心情真的是太兴奋了，心里默默地念着：感恩老师，感恩老师！

后面的诊疗顺风顺水，完美收官。也就是从这一刻开始，我看这方面的妇科疾病就像开了挂似的，一路过关斩将，顺风顺水，她们还给我送了一个雅号"妇女之神"（妇女健康的保护神）。

（余　峰）

重用白术治腰痛

白术这味药，最广为人知的作用就是健脾利湿，如参苓白术散、四君子汤等健脾补气名方，都以白术为主药。跟诊王幸福老师期间，发现师父临床很喜欢用白术，除健脾利湿，还常用于气虚型便秘、湿秘，生白术用于便秘，炒白术用于腹泻。后又发现，对于肾虚寒湿的腰痛患者，师父在辨证方中常加入大剂量的白术，一般60g起步；如遇腰痛加便秘，则生白术用量更大，可用至90～120g，疗效斐然。

从师父处学到这一经验后，我在临床对腰痛患者也广泛运用，取得了预期疗效，以下分享一则医案。

医案

姚某，男，34岁，山东人，2022年8月20日初诊。

症状：体略胖，身高172cm，体重80kg。腰椎间盘突出，引发坐骨神经痛，晨起腰部酸沉疼痛，头面部出油较多，脱发，口黏，便溏，排便不爽。鼻炎病史。舌淡胖有齿痕，中后部苔略厚，网诊脉不详。

处方：肾着汤合活络效灵丹加减。茯苓30g，炙甘草15g，生白术60g，干姜10g，丹参30g，当归15g，制乳香10g，制没药10g，杜仲30g，续断15g，威灵仙30g，鸡矢藤30g，醋延胡索30g。7剂，水煎服，每日3次。

8月29日复诊：左侧坐骨神经痛症状缓解，久坐后左侧屁股还是会有不适感，头发出油量减少；素有阳痿旧疾，希望一并治疗。效不更方，原方加白芷10g。7剂，水煎服。

9月10日三诊：头面部出油明显减少，左侧屁股坐骨神经痛减轻，最近过敏性鼻炎复发，眼睛、鼻子干痒，打喷嚏，流鼻涕，汗多。

处方：谷精草合剂加减。杜仲30g，续断15g，鸡矢藤30g，醋延胡索30g，白芷10g，谷精草15g，木贼12g，青葙子12g，辛夷6g，炒僵蚕 10g，蝉蜕 12g，炒苍耳子 10g，生龙骨 30g，生牡蛎 30g，山茱萸 30g，甘草 10g。

9月21日四诊：坐骨神经痛基本痊愈，只有久坐后有不适感，头发出油量减少，过敏性鼻炎明显改善，打喷嚏、流鼻涕症状消失，眼睛偶尔会干痒。效不更方，原方加密蒙花 15g，以清肝明目。继服 7 剂，配合服用乌发丸，解决脱发问题。

患者初诊时舌淡胖水滑，齿痕明显；三诊时舌色淡红苔薄，齿痕不明显，说明湿气已祛，阳气恢复，舌象趋于正常。

张光按：此患者初诊时主要以治疗坐骨神经痛、腰痛为主，从舌像来看，舌胖大齿痕明显，说明气虚湿重，舌色淡白，提示其为寒湿；结合晨起腰部酸沉，"湿性重着，湿浊趋下"，进一步确定腰痛为寒湿作祟。对于寒湿腰痛，《金匮要略》之"肾着汤"是最对症最有效的方剂。"肾着"是肾为寒湿所伤，症状偏重在腰。"腰为肾之府"，肾受寒湿之邪，就会出现腰及腰以下冷痛为主的病症。

肾着汤即甘草干姜茯苓白术汤，出自张仲景《金匮要略·五脏风寒积聚病脉证并治》，载："肾着之病，其人身体重，腰中冷，如坐水中，形如水状，反不渴，小便自利，饮食如故，病属下焦，身劳汗出，衣里冷湿，腰以下冷痛，腹重如带五千钱，甘姜苓术汤主之。"

肾着汤，方由甘草、白术、干姜、茯苓组成，全方仅四味药，却有四两拨千斤之效。原方中甘草、白术各二两，干姜、茯苓各四两。以一两 15g 计算，最少也是 30g 起步，而古时所用皆为野生药材，药效与如今人工种植的药材不可同日而语，故临床用 8~9g，只能起隔靴搔痒之用。

肾着汤原方中，白术并非用量最大，为何老师唯独钟情白术一味，并将其作为主药大量使用呢？《神农本草经》论白术："气味甘、温，无毒。主风寒湿痹，死肌，痉，疸，止汗，除热，消食。作煎饵，久服轻身，延年，不饥。"由此看出，书中提到白术"主风寒湿痹"，但并未强调其治疗腰痛的特殊效用。自清代开始，医书中出现不少名医重用白术治腰痛的经验，如清代著名医家陈士铎就非常善用白术治腰痛，在其著作中，凡治疗风湿腰痛，必重用白术。

《辨证录》中有治疗腰痛之轻腰汤，组成为白术一两，薏仁一两，茯苓五钱，防己五分。而其另一著作《辨证玉函》中的健腰散，组成为白术二两，薏苡仁二两。

此外，陈氏《本草新编》中干脆以白术一味治腰痛："用一味以成功，世人未知也，吾今泄天地之奇。如人腰痛也，用白术二三两，水煎服，一剂而痛减半，再剂而痛如失矣。"

清代名医陈修园在其著作《医学实在易》中提到："白术能利腰脐间之死血，凡腰痛诸药罔效者，用白术两许，少佐他药，一服如神。"由此推断，或许在张仲景的东汉时代还未发现白术治疗腰痛的特效，故在肾着汤中，只是把白术作为一味健脾利湿除痹的药使用，而后在中医几千年发展过程中，人们逐渐发现了白术对寒湿及肾虚腰痛的特殊效用，从而逐步运用于临床中。

古人因条件所限，只有在临床中反复验证才能总结出药物的特殊效用，对其药理作用并不十分清楚，而现代药理研究则正好填补了这一空白。现代药理研究发现，白术挥发油中含有苍术醇、β桉叶油醇等，β桉叶油醇兼有丁哌卡因和氯丙嗪具有的类似苯环利定的降低骨骼肌乙酰胆碱受体敏感性作用，并对琥珀酰胆碱引起的烟碱受体持续除极有相乘作用，苍术醇对平滑肌以抗胆碱作用为主，兼有 Ca^{2+} 拮抗作用，此二者使白术具有镇痛作用。

回到本案中，一诊以肾着汤为主，生白术用至 60g，另考虑到气血运行阻滞、失调，脉络绌急亦可引发腰痛，方中又合用民国名医张锡纯《医学衷中参西录》之活络效灵丹，活血止痛，以增强疗效。这也是学习师父的经验，凡遇以疼痛为主的疾病，皆可用活络效灵丹，遵循通则不痛之中医理论。此外，秉承师父专方专药的思路，又加坐骨神经痛之专药威灵仙；腰痛专药杜仲、续断；止痛如神之鸡矢藤及老牌止痛药延胡索，取标本同治之效。

复诊时患者反馈疼痛明显改善，观舌苔、齿痕较初诊减轻许多，故效不更方，针对阳痿加白芷 10g，因患者有鼻炎病史，白芷既可治鼻炎，亦可兴阳，一药两用。

三诊时腰痛已非主要矛盾，故以治疗鼻炎为主，去肾着汤、活络效灵丹，以谷精草合剂为主方加减，汗多加止汗三药龙骨、牡蛎、山萸肉。

四诊鼻炎改善，继服三诊方7剂，巩固治疗；患者希望治疗脱发，以乌发丸健脾益气利湿，养血止脱生发。

（张　光）

黄芪赤风汤治癃闭

医案

杨某，52岁，山西省忻州原平市人，2022年11月22日初诊。

症状：小便点滴不利3年，今日晚上突然癃闭不出，点滴没有，小腹胀痛难受，微信求诊，舌脉不详，当初担心他凌晨小便不出加重，必要的时候还得进行导尿，嘱其马上抓药，马上煎药。

治则：益气活血消肿，清热除湿通关。

处方：通关丸合黄芪赤风汤加味。知母12g，黄柏12g，肉桂9g，黄芪60g，赤芍30g，防风9g，白花蛇舌草30g，车前子30g，升麻6g，甘草15g。3剂，早晚分服。

患者连夜煎药服用1次，早上小便通畅舒服，第二天早上又服1次，整天未见异常。

按：前列腺炎，前列腺增生、肥大的患者很多见，小便不利，在以往的治疗中，我常用济生肾气丸、四妙丸，或师父的前列腺高效方，收效也不错。在遇到该患者的前几天正好给徒弟们讲了黄芪赤风汤治疗痔疮和前列腺病，心想临床试验一下效果，不想出乎意料的好！1剂即止。

黄芪赤风汤能使周身之气通而不滞，血活而不瘀，气通血活，何患疾病不除？

通关丸主治湿热蕴结膀胱，癃闭不通，小腹胀满，或尿道涩痛，舌红，脉细涩。临床主要用于治疗良性前列腺增生、肝硬化腹水、糖尿病神经源性膀胱等病症。

本方以黄柏、知母苦寒泻火为主，反佐以肉桂温阳化气为辅。临床报道也见于治疗急性肾小球肾炎、尿崩症、急性肾功能衰竭、睾丸鞘膜积液、前列腺肿大、小儿顽固性遗尿、脑外伤后尿潴留、急性前列腺炎等证属湿热蕴结膀胱的病症。

竹茹重用

　　我在此分享一个家传用药经验：治疗失眠、抑郁、更年期综合征、神经症，竹茹剂量可用 60～90g，经多年临床观察效果很好，且没有发现明显的不良反应。治疗神经症，痰火和心肝阴虚火旺、心脾两虚是常见病机，常用方剂有归脾汤、温胆汤、交泰丸、黄连阿胶汤、天王补心丹等。清心火、痰火的一类药，比较常用的有生地黄、黄连，效果较好，但剂量增加多有不良反应，生地黄加量到 60g 以上多有腹泻，黄连苦寒容易伤胃气，也就是说不容易加大剂量。但是竹茹有明显不同，可以加大剂量到 60～90g，效果很明显，几乎没有不良反应。

　　这个经验来自我父亲，从我跟诊学习时，温胆汤的竹茹就是 50g。后来经研究竹茹用到了 60～90g，甚至达 120g。《金匮要略》橘皮竹茹汤中，橘皮二升，竹茹二升，大枣三十枚，生姜半斤，甘草五两，人参一两。东汉一升约为 200ml，竹茹剪短压实后，一升竹茹约 30g，二升就差不多是 60g。

　　再看另一种来自竹子的药——竹沥，《千金要方》中有多个大剂量方剂，如竹沥汤：竹沥五升，甘草一两，秦艽一两，葛根一两，黄芩一两，麻黄一两，防己一两，细辛一两，桂心一两，干姜一两，防风一两半，升麻一两半，茯苓二两，附子二枚，杏仁五十枚。主治两脚痹弱，或转筋皮肉不仁，腹胀起如肿，按之不陷，心中恶，不欲食或患冷。该疾病目前看是一种病毒脑炎的后遗症。《千金要方》为唐代孙思邈所著，但书中方剂主要来自汉代、两晋、南北朝，度量衡与东汉差不多。五升竹沥就是 1000ml。竹沥来自青竹茹烘烤之后流出的液体，有清心开窍的功能，擅长治疗神经系统急症，但也有明显缺点，就是伤脾胃阳气。从成分上来看，竹沥与竹茹都来自竹体的内部，竹茹是自然干燥的竹子，竹沥来自新鲜竹子。新鲜竹子与干燥竹子在重量上的比例约为 2：1，干燥后损失的重量是水分。干燥后的竹茹含有与竹沥类似的成分，但寒性大减，不再伤脾胃，还可以治疗胆胃之火，也保有一定的开窍作用。按比例计算，1000ml 竹沥可以用来抢救颅脑疾病，干燥的竹茹按 2：1 剂量上限可以到 500g。我们使用 60～90g，安全性是有保证的。实际上我用到 120g 也没有发现明显不良反应，且效果非常好。我曾经用过天竺黄，但是目前天然的天竺黄很少，而且价格昂贵，一般都是人工天竺黄，还不如使用天然的大剂量竹茹。使用大剂量竹茹与大剂量生地黄的效果据我观察是差不多的，但竹茹加量几乎无不良反应，生地黄就很容易造成腹泻，出现腻苔。

各抒己见

师父：这才是真东西，有根有据的，既有理论方面的依据，又有临床中的体会。对运用中的功效、药量、禁忌讲的都很清楚，大家要向东升老师学习，多分享辨证的体会，用方的体会，用药的体会，相互交流，共同提高，这是我对大家的期望和要求。对于竹茹的大剂量使用，据我的认识和我看过的书与资料这还是第一个。量大，体积也大，需要先煎吗？

付东升：竹茹体积大，蓬松，建议患者自己煎煮时用剪刀剪碎，否则容器放不下，但是竹茹比较容易煎煮，不用久煎。

（付东升）

下面为运用幸福中医方的三则医案。

医案 1：卵巢囊肿

陈某，女，34 岁。2022 年 3 月 15 日入院。急性腹痛，超声显示卵巢囊肿和宫颈腺囊肿、盆腔积液。院方要求手术，家属未允，随即寻求中医治疗。因本人经常读王幸福老师的书和公众号上的文章，特别信服老师，故选取一对症之方，照猫画虎，直接服上。

处方：白芷 30g，浙贝母 15g，莪术 15g，大青叶 10g，白花蛇舌草 20g，蒲公英 20g，蛇床子 30g，海藻 30g，炙甘草 30g。15 剂，水煎服，每日 3 次。

患者服药当晚就不痛了，10 天后去检查，卵巢囊肿消失。医院本来说要马上手术，不然破裂之后会影响生命。当时都开了入院单，最后我想起用幸福老师的方法试试，结果好了。昨天患者去医院检查，还以为是机器出错了，怎么可能那么快呢，当时主治医生都觉得不可思议。

医案 2：肺癌发热

邓某，女，38 岁，成都人。2021 年 6 月来我们家玩，闲聊时得知我爱人是学中医的。朋友说：中医那么厉害，你给我号一下脉吧，看看我身体有哪些毛病？我爱人说：那试试看吧。诊脉 10 分钟后，告知她肺部多发肺结节，并且结节非常活跃，需注意癌变。当时朋友非常惊讶：你怎么知道我肺上有结节的？随后这个话题也就没有多聊。

2021 年 11 月，朋友又到我们家做客，再次诊脉，告知她一定要重视肺部。朋友听完后，去成都某医院检查，医院诊断为肺腺癌三期。后来她就听取医院建议，采用靶向药治疗到今天。

前段时间，这位朋友告知我们，她现在住院了，医院无法解决高热症状。她说现在天天咳嗽，伴有高热，体温 39.5℃，还有呕吐。每次发热都有特定时间（晚上 7 点左右），问我们有办法吗？

我一听也有点懵，毕竟我是一个初学中医的爱好者，爱人也学医不久，用药也不行。想来思去，想到了幸福老师的公众号里面有一个针对肠癌发热的处方。我想这个肯定也能退她的高热症状，立即翻出公众号，把幸福老师的青蒿鳖甲汤处方发给她，让她去药房抓 3 剂来试试。处方药如下：柴胡 60g，黄芩 30g，青蒿 30g，地骨皮 50g，柴葛根 30g，清半夏 30g，南沙参 30g，炙鳖甲 15g，生甘草 10g，生姜 6 片，大枣（切）6 个。3 剂，水煎服，每日 3 次。

3 月 29 日朋友告知我她已经出院了。高热症状也解除了，现在的体温 37.9℃，还是有点高，伴有轻微咳嗽与乏力症状。我想了想，既然这个药对她有效，那就再开 7 剂，原方略微加减。处方如下：柴胡 60g，黄芩 30g，青蒿 30g，地骨皮 50g，柴葛根 30g，生半夏（洗）30g，南沙参

30g，炙鳖甲 15g，生甘草 10g，大枣（切）6 个，山萸肉 50g，生姜 10g，黄芪 120g，金荞麦 30g。7 剂，水煎服，每日 3 次。

今日朋友自行来到我家，说：你们开的药真神，医院都没解决，你们给搞好了。我说：哪是我们治好的，是西安一位慈悲老中医无私奉献出的处方。我只是一个中间人而已。她听完还不信，于是我就把王幸福老师的公众号推荐给她，让她自己看看处方是不是和公众号里的一模一样。

医案 3：子宫肌瘤

吉某，女，40 岁。患有子宫肌瘤，大小约 7cm，未经手术，直接用王幸福老师专方专药子宫肌瘤丸。

处方：子宫肌瘤丸。穿山甲（代）、当归、桂枝、三七、莪术、三棱、生水蛭、鹿角霜、猫抓草、浙贝母各 100g。蜜丸。每日 3 次，每次 1 丸。

2 个月后检查肌瘤消失，患者高兴极了，非要当面去感谢王老师。

中医要练童子功		
书 名	作 者	定 价
汤头不忘歌	徐慧艳，周羚	29.80
四诊不忘歌	徐慧艳，周羚	29.80
本草不忘歌	徐慧艳，孙志文	29.80
针灸不忘歌	徐慧艳，周羚	29.80
运气推算歌	王文静，徐慧艳，孙志文	29.80
仲景方使用手册	周羚，王冠一，孙志文	29.80
古中医传承丛书		
书 名	作 者	定 价
四圣心源	黄元御	19.80
圆运动的古中医学	彭子益 著，陈余粮 校	38.00
系统的古中医学	彭子益 著，陈余粮 校	33.00
古中医脉法精要	陈余粮	58.00
经方系列		
书 名	作 者	定 价
经方讲习录	张庆军	48.00
打开经方这扇门	张庆军	45.00

出版社京东自营
官方旗舰店

幸福中医文库系列		
书　名	作　者	定　价
用药秘传	王幸福	58.00
医方悬解	王幸福	58.00
医境探秘	张　博	49.00
医案春秋	张　博	58.00
医海一舟	巩和平	45.00
临证实录：侍诊三年，胜读万卷书	张　光	49.00

书　名	作　者	定　价
医灯续传	王幸福	45.00
杏林薪传	王幸福	35.00
杏林求真	王幸福	35.00
用药传奇	王幸福	35.00
临证传奇1——中医消化病实战巡讲录	王幸福	35.00
临证传奇2——留香阁医案集	王幸福	35.00
临证传奇3——留香阁医话集	王幸福	35.00

出版社官方微店